초고속 쾌속쾌능 고급기공요법

氣功 자연치유

고급 기공수련편

저자 고정환

월드사이언스
WORLDSCIENCE.co.kr

기공 자연치유 - 고급 기공수련편

저　자 | 고정환

인쇄일 | 2010년 01월 10일 인쇄
발행일 | 2010년 01월 20일 발행

펴낸이 | 박선진
펴낸곳 | 도서출판 월드사이언스
편　집 | 한재원
표　지 | 한재원

등록번호 | 제 16-1601호
등록일자 | 1988년 2월 12일

주소 | 서울특별시 서초구 방배4동 864-31 월드빌딩 1층
전화 | 02.581.5811~3
팩스 | 02.521.6418
전자우편 | worldscience@hanmail.net
홈페이지 | http://www.worldscience.co.kr

정가 | 15,000 원
ISBN | 978-89-5881-142-8

이 도서의 국립중앙도서관 출판시도서목록(CIP)은 e-CIP 홈페이지(http://www.nl.go.kr/ecip)에서 이용하실 수 있습니다.
(CIP제어번호: 2010000083)

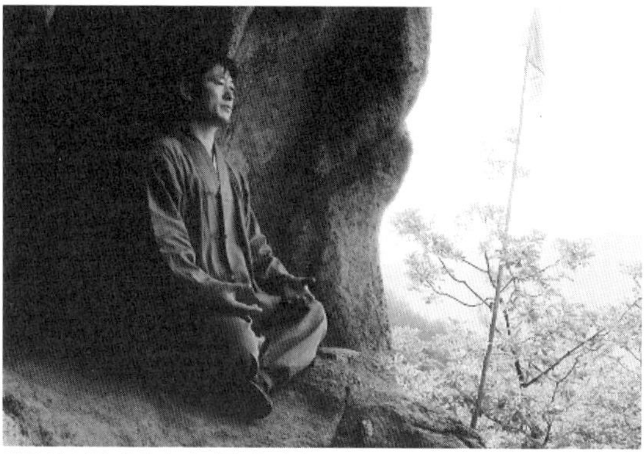

백두산 선경대에서 좌선중인 저자

서 론

현대의학의 눈부신 발전에도 불구하고 아직까지 질병의 고통으로부터 인류는 벗어나지 못하고 있다. 지금 이순간에도 각종난치성질병으로 수많은 사람들이 신약이나 신기술을 기다리며 새로운 의약을 기대하면서 병고의 고통 속에서 살아가지만 현대 만연하고 있는 암등 불치병을 치료하는 신약의 탄생은 진시왕이 불로초를 찾는 것과 같은 허상과 같다고 볼수가 있다. 지금 이순간에도 조류독감이다 인플루엔자다 하여 전염성 질환들이 세계로 확산되고 있어 세계는 질병의 공포로부터 벗어나지 못하고 있다. 정부기관의 발표에 의하면 인구의 3-4명중 한명이 암으로 사망한다는 통계가 나와 있다.

지금 우리주면만 살펴보더라도 암등 난치병 불치병등으로 고통의 나날을 보내고 있는 가족이나 이웃을 너무 흔하게 볼 수가 있다. 너무나도 자연스럽기 때문에 아픈 것도, 죽는 것도 당연하듯 제 3자의 입장에서 바라보고만 있는 것이 아닌가하는 생각이 든다. 이러한 난치병 불치병을 정복하기위해 인류는 천문학적인 예산과 노력을 하고 있으나 난치성질환의정복은커녕 오히려 신종질환들이 늘어나고 있는 실정이다.

이와같은 정부나 누구에게 돌릴수만은 없다. 인류의 자업자득의 결과라고 볼수 있다. 개발이라는 명목하에 자연환경을 파괴한 결과 각종 오염과 독소로 가득찬 환경속에서 살아갈 수밖에 없다. 과도한 공해 배출로 지구를 보호해주는 오존층이 파괴되고 지구온난화등으로 지구의사막화현상, 수없이 쏟아내는 가공식품등 인간의 건강을 위협하는 환경으로 인해 인간의 면역력과 자연치유력이 떨어졌기 때문이다.

또한 상업주의와 결탁한 약물과도 처방과 각종 항생제 남용은 인간의 면역력을 더욱 악화시키고 있는 실정이다. 이제 우리의 건강은 정부와 의사에게만 맡길 수가 없다. 내몸과 내가정의 건강은 내가 스스로 치료하고 예방하는 길로 나가야한다. 우리는 난치병의 공포과 건강염려증으로부터 해방되어야한다. 필자는 수십년 자연치유를 연구해오면서 그 해결점을 기공에서 찾았다. 기공수련과 치료가 건강의 핵심이고 인류의 질병의 공포로부터 우리를 해방 시킬 수 있는 유일한 방법이라고 확신하게 되었다. 기공수련은 면역력과 자연치유력을 증가시켜 암, 에이즈등 어떤 난치병 질환들도 예방할 수가 있고 치료할 수 있는 만능치료제라고 확신한다. 기공으로 암, 에이즈등 난치성 치료한 사례는 너무 많아 열거할 수 가없을 정도이다. 특히 곽림신기공요법은 기공으로 암이 치료될수 있다는 사실을 실험을 통해서 입증하였다.

중국 청화대학에서 21명의 말기암환자를 대상으로 기공학습반을 편성하여 19명을 치료했다는 놀라운 사실이 존재한다. 또한 기공요법을 병행한 국내의 수기요법의 거두 피영준박사가 미국에서 에이즈 환자 13명을 치료했다는 사실도 국내의 공중파방송을 타고 전국과 미국방송에서도 보도된바 있다. 필자역시 기공식 수기요법으로 당뇨, 파킨슨병, 아토피등 자가면역성질환등 수많은 난치성질환 환자들을 쾌유시킨바 있다. 또한 기공수련의 과학성을 입증하기위해 미국 하바드의학교수 벤슨은 달라이라마에게 부탁하여 직접 히말리아산에 가서 선승을 대상으로 실험한바가 있다. 실험결과 수련자는 인간의 체온을 무려 13-16도가량 올릴 수 있다는 것을 검증하였다. 벤슨은 티벳수련법의 원리를 기초로 과학적인 명상법이라는 책자를 내놓게 되었다.

이러한 놀라운 성과들은 음지에서 잊혀져만 가고 일반인들은 관심을 두지 않는다. 현대의학에 대한 지나친 중독현상 때문이다. 현대의학으로도 안되는데 어떻게 기공으로 치유될 수 있겠는가라고 무시해버리는 경우가 대부분이다. 국내에서는 이렇게 현대의학에 맹신하고 있을 때 이미 선진국에서는 대체의학, 자연치유의학이 눈부시게 발전하고 있다. 면역력을 떨어뜨리는 약물요법보다 부작용이 없고 자신의 면역력을 높여 치유하려는 방향으로 전환된 것이다.

국내에서도 이러한 외국의 영향으로 대체의학대학, 자연치유대학들이 만들어지고 학생들을 배출하고 있다. 이러한 시점에서 필자는 수년간 기공을 연구하고 지도하면서 얻은 조그마한 지식으로 고급기공수련책자를 내놓게 되었다.

기공의 역사는 인류의 탄생과 병행되었다고 볼 수가 있다. 그러나 기공이라는 용어사용은 1960년대부터 유귀진이라는 기공사에 의해 기공병원을 세운 후부터 본격적으로 사용되었다고 한다. 기공이라는 말은 기에 공을 드린다는 말이다. 다시 말하면 기공이란 인체의 경락속에 흐르는 기의 순환을 활발하게 하고 양질의 기로 만든다는 의미다. 동양의학에 경락이 막히면 모든 질병이 발생하므로 막힌 경락을 뚫어 질병을 치료한다는 이론이 핵심이다. 이와 같이 막힌 경락을 뚫어 주기위해 한약, 침, 뜸, 안마, 기공이 발전된 것이다.

기공은 다른 요법과 다르게 스스로 에너지를 하단전에 축기시켜 임독맥과 전신경락을 뚫어주는 자가 치유법이다. 따라서 기공수련을 통해 고농축된 에너지덩어리를 만들고 말초신경, 뼈속까지 기를 통하게 함으로써 완벽한 건강에 이를 수 있는 것이다.

기공은 단순히 건강에만 국한된 것이 아니다. 인도의 요가, 불교, 중국의 도가등과 결합되어 심신수련법의 핵심으로 발전되어 왔다. 인간의 생로병사를 해결하고 깨달음에 이르는 중요한 수단으로 발전된 것이다. 기공은 건강, 질병치료, 잠재능력개발등 인간의 전인적인 목표달성에 가장 유용한 도구이며 수단이 되어왔다.

국내 기공수련은 중국이나 인도의 수련보다 오히려 앞선 문화를 가지고 있다. 우리의 선조인 환국과 환웅, 단군등은 천부경, 한역, 삼일신고의 3개의 주요경전을 가지고 심신수련과 치국을 하였다는 기록이 전해져 내려온다. 이와 같은 조상이 수련한 도법은 신선도라고 하였다. 환국은 기원전 9000년 전이다. 조상의 수련법인 신선도는 중국의 도가에 영향을 미쳤다. 도가의 주요경전인 황제음부경은 우리의 조상인 자부선생이 지었다는 기록도 있다. 이와 같은 뿌리 깊은 기공역사를 가지고 있다.

하지만 대부분의 수련법들은 맥이 끊어지고 단전호흡 국선도등 일부만 전해지고 있다. 최근 국내에는 기공수련과 기치유 단체가 우후죽순처럼 많이 있다. 어떤 단체는 기공과 기치료를 이용해 종교단체로 변신하여 돈벌이 수단으로 타락된 단체도 많이 있다. 또한 기공수련의 정확한 원리를 모르고 수련함으로서 주화입마등 기공의 부작용으로 오히려 건강을 해치는 경우도 많이 있다.

필자는 잘못된 수련법으로 정신질환으로 고생하는 사람들을 수없이 보아왔다. 기공은 효과가 아주 높으나 부작용도 심각하기 때문에 기공수련의 선택은 일반인들에게 매우 중요하다.

또한 정확한 기공수련법이 미흡하여 정법보다 사법위주의 수련법으로 변질되어 기공수련의 목적이 상실되어가는 경우도 있다. 따라서 필자는 정법에 기초하여 국내기공수련을 한차원 높이고 누구나 수련하여 각종 질병을 예방하고 깨달음에 이를 수 있도록 고급기공 수련편과 고급기공치유편을 발간하게 되었다. 본책자에 수록된 내용은 도가, 불가의 고급공법의 정수를 담고 있다. 특히 축기법, 소주천과 중맥수련을 동시에 하는 소중천수련법, 합기대주천공법, 입정수련법등 초고급수련에 해당되는 공법과 밀종의 정수를 담고 있는 티벳 장밀기공 수련의 보급반내용을 공개하기로 하였다. 특히 인체의 체온을 고온으로 올릴수 있는 뜸모수련법소개하였다. 본책자를 통해 진정한 행복과 지복의 기쁨을 누리기를 바란다.

고정환

목차

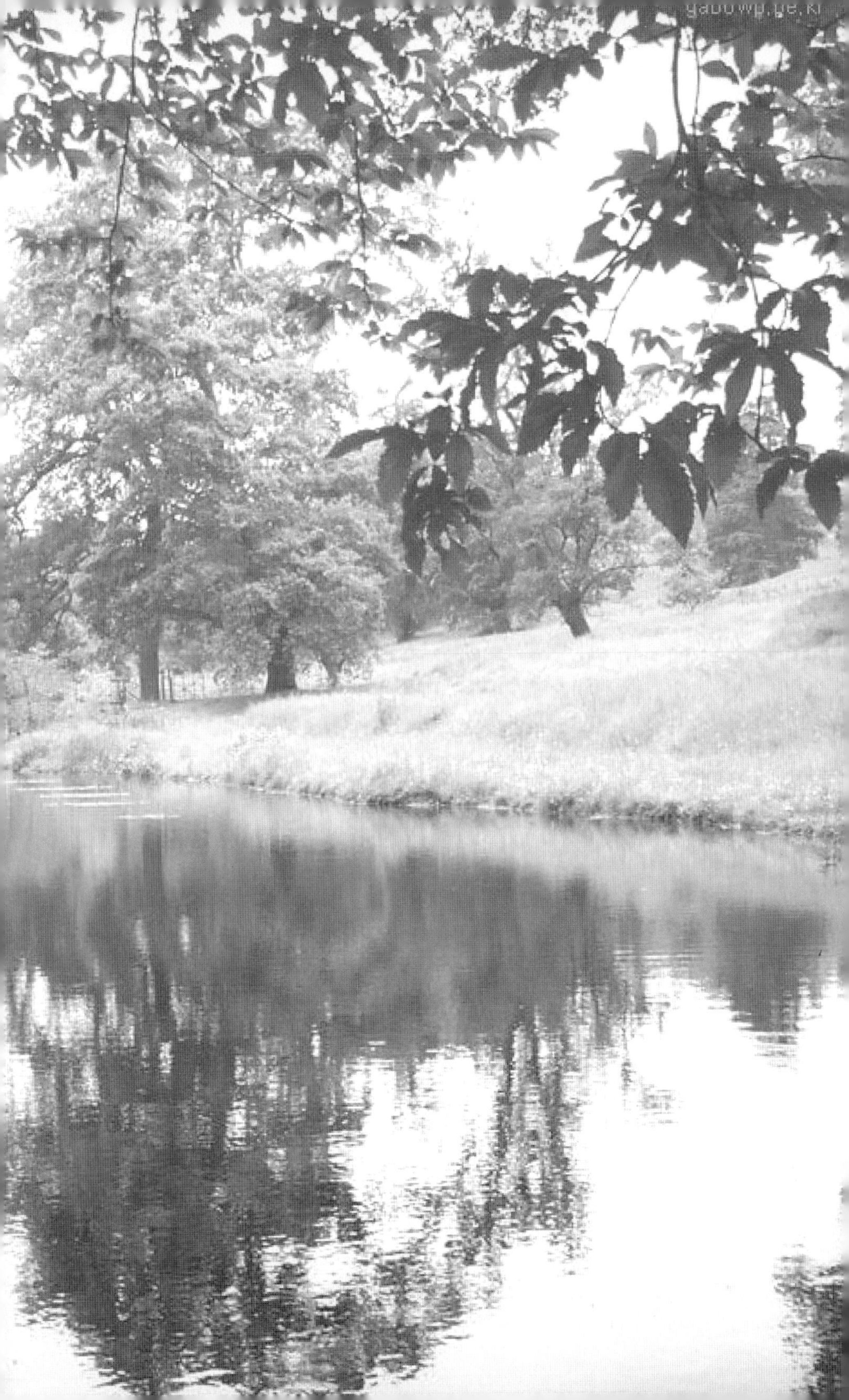

제1편 기공수련 개요

제1장 기공수련의 목적 및 역사

- • 기공수련의 목적
- •• 기공수련의 개요와 역사
- ••• 기공수련의 유파

제1장 기공수련의 목적 및 역사

• 기공수련의 목적

고급기공수련법을 전수하기 앞서 기공수련의 목적을 충분히 이해하지 않으면 안된다. 무슨 일이든지 목적이 뚜렷해야하고 확실해야한다. 목적이 애매모호하거나 비과학적으로 판단되면 신념과 동기가 발생되지 않아 실행을 옮기기가 쉽지 않다. 우리가 가야할 목적지를 정확하게 알고 바른 지도와 안내를 받아서 간다면 원하는 목적지에 도달할 수가 있게 된다. 목적이 정해졌으면 구체적인 방법이 있어야 한다. 본책자는 정확한 목적을 제시하고 구체적인 방법을 제시함으로써 여러분들은 피안의 세계로 인도할 것이다. 행복이 넘치는 피안의 세계는 누구나 꿈꾸는 세계다. 여러분들은 이미 피안으로 가는 배를 타게 되었다. 어둡고 혼란하고 암담한 현실세계를 승화시켜 평화와 행복이 넘치는 피안의 세계를 향해 필자는 여러분들은 안내할 것이다.

기공수련의 목적은 좁은 의미에서는 건강, 질병치료, 인체의 잠재능력 개발등이고 넓은 의미에서는 인생의 8난(의, 식, 주, 행, 생, 노, 병, 사)을 근본적으로 해결하는데 도움을 주고 있다. 일반적으로 기공수련하면 살아가는 방법을 터득하고 늙거나 병들거나 죽음을 초월할 수 있는 생로병사문제는 어느 정도 도움이 되는 것으로 알고 있으나 의식주문제를 어떻게 해결할 것 인가에 대해 의구심을 가질 수도 있을 것이다.

일반적으로 옷이란 추위나 더위를 피하기위해서 필요한 것이다. 지금도 남미의 정글지대에 가면 옷을 입지 않고 살아가는 종족들이 많이 있다. 그들은 날씨가 온화하고 따뜻해 옷이 필요 없기 때문이다. 옷은 대부분 추운지방에서 많이 발달되어 왔다. 우리나라도 여름이 되면 옷은 가벼워지고 대부분 집에서는 속옷 외에는 옷을 벗고 사는 사람들이 대부분 일 것이다. 여러분들이 기공수련을 하여 현제의 체온보다 13-15도정도 올릴 수 있다면 과연 추위로 인한 옷에 대한 걱정은 사라질 것이다. 기공수련하면 하단전에 에너지가 축적됨으로써 누구나 몸이 훈훈해지고 체온이 올라간다. 본 책자에서 공개된 수련법을 터득하면 누구나 체온을 마음대로 조절하고 옷에 대해 신경 쓰는 일은 없어질 것이다. 성철스님은 30년간을 누더기 옷을 입고 살았다는 기록이 있다. 그가 누더기 옷을 입었다고해서 명예가 손상되지 않았다. 오히려 명예나 공력이 높아졌을 것이다. 기의 특성상 잔존성과 축기성이 있다. 한옷을 계속 입으면 옷에 에너지가 쌓이게 되므로 오래된 옷일수록 공능이 빨리 오르는 것이다. 기공수련은 분명이 옷의 문제를 해결시켜준다. 추위와 더위를 극복하고 누더기만 입더라도 행복하고 기온을 극복할 수 있도록 해준다.

다음은 식의 문제다. 식은 먹는 문제다. 사람은 얼마동안 먹지 않고 살 수 있을 것인가가 많은 생명과학자들의 관심사이다. 이런 관심은 대형사고가 발생하여 사람이 매몰되었을 때 보통 예측이 많이 나온다. 어떤 사람은 15일, 어떤 사람은 20일이라든지 하는 예측을 내놓는다. 그러나 기공수련측면에서는 다르다. 최소 1년에서 8년까지 먹지 않고 살수 있다면 놀랄 것이고 믿지 않을 것이다. 우리가 마시는 공기 속에 약 30%의 산소와 70%의 질소가 함유되어 있다고 한다. 질소는 몸속에 들어가서 에너지원으로 바뀐다는 사실을 알아냈다. 따라서 우주 속에 있는 에너지를 어떻게 몸속에 에너지원으로 바꾸는 방법을 터득하면 우리는 먹지 않고서도 살아갈 수 있다는 결론에 도달하게 된다. 우주에서 직접 1차적인 에너지원으로 살아가는 동식물들은 많이 있다. 우리가 산에 가면 바위위에서 수 백년 동안 서식하고 있는 소나무등을 보게 된다. 어떻게 바위위에서 수백년 동안 살 수 있는 것 인가에 대해서 깊게 생각하지 않는다. 나무도 생명력이 있다. 나무는 에너지를 직접 우주로부터 받아서 살아갈 수 있는 능력이 있다. 일반적으로 동면하는 동물들은 대부분 우주로부터 직접 에너지를 받아 생명력을 이어가는 경우가 많다. 동물중에서 거북이는 장수동물로 알려져 있다. 거북이는 먹지 않아도 우주로부터 필요한 에너지원을 직접 섭취하기 때문에 장수할 수가 있다. 동면하는 개구리나 뱀들도 겨울의 몇 개월 동안 먹지 않고도 살아간다. 식물과 동물들이 우주로부터 직접 에너지를 섭취하는 방법을 연구하여 발전시킨 호흡이 모세공 호흡이나 동면호흡법이다. 사람들도 동면호흡법을 터득하면 거북이나 동면하는 동물처럼 장기간 먹지 않고 견딜 수 있는 것이다.

이러한 원리를 알고 있는 사람은 과거에는 신선들이나 소수에 불과했다. 그러나 최근에는 일반인들에게도 공개되어 누구나 배워 활용할 수 있게 되었다. 최근에 정치인들이나 일부 사회개혁가들에 의해서 시행되고 있는 단식행동을 보면 알 수가 있다. 일반인들이 보면 단식투쟁을 하게 되면 걱정하게 되고 관심을 갖게 된다. 그러나 적당한 기간 동안 단식하고 나면 병원에 입원하는 것이 아니라 묵은 병이 사라지게 되어 오히려 건강하게 되는 정치인들이나 사회지도자들을 보게 된다. 이와 같은 현상은 지금 우리주변을 보면 알 수가 있다. 고위정치지도자들은 누구나 한번쯤 단식투쟁을 안해본 경우는 없을 것이다. 그들은 굶었다면 심한 중병에 걸렸다거나 몸이 심하게 상하여 수명이 짧아졌어야 한다. 그러나 그들은 오히려 더 건강하고 장수하지 않는가. 몇년 전 모 여승이

도룡용 서식지를 지키기 위해 100일 단식을 한경우가 있다. 일반적으로 사람은 먹지 않으면 20일이나 최고 30일정도면 사망하는 것으로 알고 있는데 100일 동안 굶었는데 약간의 탈진현상은 발생 했으나 생명에는 지장이 없었다. 단식투쟁을 하는 분들의 숭고한 정신은 훼손되어서는 안된다. 하지만 형식적인 단식이나 건강을 위한 단식도 있으니 일반국민들을 속이는 의도가 들어 있다면 안 될 것이다. 일반인들도 누구나 피부호흡이나 동면호흡법을 배우고 기를 채집하는 요령을 습득하면 우주에 충만 된 氣 에너지를 먹고 일정한 기간 동안 생활할 수가 있다.

다음은 주거의 문제다. 옛날 수련자들은 일정한 수련의 경지에 도달하면 운유양생이라고하여 명산을 찾아다니면서 일정한 기간 동안 수련을 하였다. 가다가 해가 저물면 산이든 바다든 가리지 않고 숙식을 하였다.

지금도 많은 구도자들이나 수련자들은 산속의 움막에서 생활하는 경우가 많다. 주택이란 추위와 더위를 막아주는 울타리 역할을 한다. 기공수련을 일정한 정도하게 되면 추위와 더위를 극복할 수 있게 되어 주거문제에 대해 크게 영향을 받지 않게 된다. 나머지분야인 생로병사 문제도 기공수련을 통해 얼마든지 극복할 수가 있다.

기공수련에 있어서 이처럼 거창한 목표가 없다고 하더라도 현대인들에게 꼭 필요한 것은 다음 3가지 이유에서이다. 먼저 기공수련을 통해 전신경락이 타통 됨으로써 난치성 질병을 예방할 뿐만 아니라 스스로 치유될 수가 있다. 또한 수련으로 축적된 에너지를 이용해 타인을 치료할 수 있는 능력을 갖게 된다. 마지막으로 개인이 가지고 있는 잠재능력을 개발하고 진정한 평화와 깨달음에 이를 수 있는 영적진화를 이루게 되는 것이다. 또한 진정한 우주의 주인으로서 뜻대로 아름다운 삶을 살아갈 수 있는 원초적인 에너지를 갖추게 된다. 다음은 기공수련 구체적인 목적에 대해서 알아보기로 하겠다.

1. 난치성 질환을 예방하고 진정한 건강을 찾는다.

현대인들의 건강을 위협하는 징후들이 여기저기서 나타나고 있다. 환경파괴로 지구의 오존층이 무너져 앞으로 미래에는 태양의 직사광선을 피하고 위해물질을 피하기 위해 각 도시별로 오존층 역할을 하는 온실을 설치해야 살아갈 수 있다고 한다. 지금도 남극의 오존층이 파괴된 곳은 직사광선을 직접 쐬지 못하고 우산을 써야 밖으로 외출하고 있다고 한다. 또한 이산화탄소 과다배출과 지구오염으로 온난화가 진행되어 남극의 빙가가 녹고 있다든지 히말리아산의 만년설이 녹는다든지 지구차원의 위협이 현실로 나타나고 있다. 환경문제와 병행하여 각종 난치성과 희귀성 질환이 급증하고 있다. 인구의 사망자중 4명중 1명이 암으로 사망한다든지 조류독감이다 신종 인플루엔자 출현이다하여 지구촌차원에서 많은 사람들이 감염되어 죽어가고 있다. 또한 정신적인 건강은 황폐화되어 각종 종교전쟁으로 끊임 없는 긴장과 살상과 테러가 진행되고 있다. 하루라도 테러사고가 보도되지 않을 정도로 일반화되어가고 있다. 또한 많은 정치지도자 연예인들이 삶의 목적을 상실하여 우울증으로 사망했다는 보도를 듣는다. 우리인간은 과연 행복하고 안전하고 건강한것인가에 대한 의문을 가져봐야 한다.

특히 의료환경은 더욱 악화되어가고 있다. 현대의학이 눈부시게 발전되었다고 하나 암등 난치성 질환에는 속수무책이다. 오히려 약물의 과도 복용으로 심각한 건강의 악순환은 계속되어가고 있다. 또한 의료 사고로 인해 사망하는 사람이 교통사고로 사망하는 사람보다 많다는 충격적인 보고는 우리의 의료 환경을 잘 말해주고 있다. 다행이 최근 대체의학자나 면역학자들에 의해서 인체의 면역력증가가 암등 난치성질환을 예방하고 치유하는 핵심건강법이라는 주장이 대두되고 있다. 일본의 면역학자인 아보루는 교감신경의 긴장은 백혈구 양을 감소시켜 자연치유력을 감소시킨다는 사실을 발표하고 면역력을 높이면 암을 치료할 수 있다고 주장하고 있다. 실질적으로 많은 대체의학자들이 면역력을 높임으로써 암등 불치병을 치료하는 사례가 증가하고 있다.

대체의학중 가장 원초적이고 검증된 면역력 증가법은 기공이라고 필자는 강력히 주장한다. 기공수련으로 암을 치료한 사례는 수없이 많이 있다. 또한 각종 암등 난치병 자연치유법에 기공수련법이 반드시 포함되어 있을 정도로 기공수련법은 난치병예방과 질병치유에 중요한 관건이라고 볼수있겠다.

미국 하버드대학교 의학교수인 허버드 벤슨은 기공의 과학적인 검증을 위해 티벳의 히말리아산을 방문하여 과학적으로 기공수련의 효과를 검증하였다. 그는 달라이라마에게 요청하여 기공의 효과를 보여 달라고 하여 직접 히말리아산에서 수련중인 승려들을 만나 체온의 변화를 측정하였다. 인체의 체온은 36.5도가 정상이다. 너무 낮거나 높으면 건강에 치명적이다. 체온이 너무 떨어지면 저항력이 떨어져 암등 난치병에 걸리게 되고 너무 올라가면 또한 위험하다. 그러나 히말리아산에서 수행중인 승려들은 수련간에는 손이나 발의 체온을 13-15도상승 시키는 것으로 측정되었다. 인간의 체온을 손이나 발에 해당되지만 50도까지 올릴 수 있다는 사실이다. 인간이 이처럼 누구나 체온을 마음대로 조절할 수 있다면 암이나 난치성 질환은 걱정 안해도 될 것 같다. 프랑스 명상 수행자 악렉산드리아 넬도 티벳 여행기에서 그와 같은 현상을 직접체험하기도하고 목격했다고 진술했다. 그녀는 그와 같은 수련법을 터득하여 103세까지 장수했다는 기록이 있다. 이와 같은 과학적인 검증에 의해 기공이나 명상은 미국 등 서양사회에서 중요한 건강법으로 발전되어가고 있는 추세에 있다.

이제 난치성을 극복하기 위한 가장 손쉽고 확실한 기공건강법에 정책과 자금을 투자해야한다. 세계는 암등 난치성 질환을 극복하기위해 현대의학에 천문학적인 예산을 쏟아 붓는다고 한다. 하지만 인간의 면역력과 자연치유력을 무시한 치료법으로는 질병을 정복할 수 없다는 것이 현실로 나타나고 있다. 이제 근본적인 건강법에 관심을 기울여야한다. 건강이란 세계보건기구(WHO)에서의 건강에 관한 정의는 "건강이란 질병이 없음은 물론이고 육체적, 정신적, 사회적 그리고 영적으로 안영한 상태" 라고 했다. 이러한 건강의 목적을 위해서 우리는 무엇을 하고 있는지 근본부터 살펴봐야한다. 국민의 세금을 받고 일하는 정책자들은 암을 예방하려면 조기검진을 받아야한다고 주장할 수도 있다. 건강을 담당하는 국가기관에서 조기검진을 받아야한다고 TV에 홍보하기도

한다. 또한 예방백신을 개발하여 주사를 맞아야한다고 정책을 펼 수도 있다. 참으로 어처구니 없는 정책이라고 보여 진다.

필자는 기공수련을 한 후 30여년이 넘도록 병원에 가본 적이나 약을 먹어본 기억이 별로 없다. 또한 감기에 걸려본 기억도 없는 것 같다. 나같은 사람들이 많다면 모든 병원과 제약회사는 파산 될 것이라고 본다. 병원과 제약회사가 파산된다면 국가경제에 심각한 영향을 미칠 수도 있을 것이다. 그렇다고 의무적으로 검진을 강요하는 현대의료정책은 재고되어야한다고 본다. 오히려 기공수련단체나 자연의학단체에 지원하여 전국민이 기공수련을 하도록 독려하는 것이 진정한 국민의 건강을 위한 길이라고 본다.

티벳사자의서를 번역했던 영국교수 에반츠웬츠는 인체에 열을 일으키는 기공법을 학교에 보급된다면 전국학교에 냉난방시설을 제거해도 된다고 주장하였다. 기공수련을 하면 체온조절을 마음대로 할수가 있기 때문에 혹심한 추위나 무더운 더위는 큰 문제가 되지 않는다고 보는 것이다. 필자는 이러한 수련법을 국내 최초로 공개하고자 한다. 또한 기치료편에서는 화련요법을 보급하여 인체의 열을 발생시켜 질병을 치료하는 획기적인 기법을 공개할 생각이다. 절대적인 믿음을 가지고 본책자를 잘 이해하고 실천하면 큰 이득을 얻을 수 있을 것이다.

동양의학의 핵심은 기과 경락에 있다. 경락이 막히면 기가 소통되지 않아 질병에 걸린다는 것이다. 막힌 경락을 뚫어 주기 위해 침, 뜸, 부항, 한약, 마사지기법들이 발전되어왔다. 기공수련은 타인의 도움 없이 스스로 하단전에 에너지뭉치인 기를 축기시켜 전신경락에 기를 소통시킴으로써 질병을 치료하는 자가치유법이다. 특히 기를 이용하면 두개골이 쌓여있는 뇌나 뼈속의 깊은 사기나 독소까지도 스스로 제거하고 물리칠 수가 있다.

기공수련의 1차적인 목적은 완벽한 건강법에 있다. 기공수련으로 소주천, 대주천이 통하면 질병과 인연이 없어지는 완벽한 건강법을 찾을 수 있다고 확신한다.

2. 난치성 질병을 치료할 수 있는 능력을 갖게 된다.

기공수련을 통해서 자신의 건강을 되찾게 되고 에너지가 축적이 되면 누구나 기치료능력이 구비된다. 따라서 기공수련을 하는 사람들은 누구든지 자신뿐만 아니라 자기가족과 이웃을 기치료 해 줄 수도 있다. 기치료는 어려운 것으로 생각하고 수년간 수련해야 되는 것으로 알고 있는데 그렇지 않다. 기공수련을 통해 축기가 되고 소주천이나 대주천이 개통이 되어 운기가 가능한 사람들은 누구든지 기치료사가 될 수가 있다.

기공연구를 수십년 동안 연구한 경희대학교 서정범 명예교수는 기공치료는 가장 무공해 치료법이라고 결론지었다. 현대의학으로 불치병으로 분류된 암, 당뇨, 중풍, 파킨슨, 에이즈, 아토피 등이 기공수련이나 기치료에 의해서 자연치유 된 사례는 너무 많다. 최근의 질환들은 대부분 인간의 면역이 결핍되어 발생한 질환이다. 지구의 무분별한 개발로 환경이 악화되었다고 하더라도 면역력이 그만큼 높아진다면 난치성질환을 어느 정도는 예방할 수 있을 것이다. 필자는 기공치료가 실질적으로 난치성 질환을 치료할 수 있는지에 대한 문헌연구와 임상연구를 해왔다. 문헌적으로 나타난 난치성 치유사례는 많이 보고되고 있다. 중국 곽림신기공요법에 의해서 23명의 말기암환자를 실험한 사례는 너무 알려져 있다. 곽림 기공사는 중국 공립대학인 청화대학에서 23명의 말기암환자를 대상으로 신기공요법을 교육시켰으며 기공수련 5년후 20명이 살아있고 3명만 사망하였다는 임상결과를 발표하여 세상을 놀라게 하였다. 말기암 환자에 대한 기공치료의 생존률은 87%가된다. 신기공요법에 의해 치료가 된 암이나 난치성 질환은 폐암말기, 직장암, 간암, 백혈병 등의 암 종류와 관심병, 풍습성 심장병, 미세한 심방 떨림병, 을형간염, 신우신염, 지연성간염, 기관지염확장, 폐색성맥관염이었다.

현대의학의 암치유률은 초기암인 경우 5년 생존 확률은 50% 치유율이라고 한다. 초기암이 50%인데 말기암인 경우 거의 제로 수준이라고 볼 수가 있다. 이런 현실에서 기공수련으로 암을 치료한 곽림신기공요법은 경이적이라고 할 수가 있겠다. 이와 같은 사실을 증명하기위해 중국베이징 면역학연구센터에서 기치료의 효과를 확인하기위해 위암환자로부터 암세포의 일부를 적출해서 그것을 배양액속에서 배양한 후 기공사가 외기발사를 통해서 암세포에 미치는 영향을 연구했다. 1시간의 외기발사로 암세포의 융모가 탈락하고, 표면의 구조배열에 혼란이 온다는 사실이 전자현미경에 의해서 확인되었다. 41회의 외기 발사를 되풀이하면 암세포의 소멸률은 최고 50.9%, 평균 25.0%나 되었다. 외기를 받은 암세포가 구멍이 뚫렸다는 현미경 소견도 있다.

이러한 기공사는 중국에만 있는 것이 아니다. 국내에도 수기요법을 통혜 에이즈를 치료하여 미국과 세계를 깜짝 놀라하게 한 경이적인 사건이 있었다. 국내의 고급기공사 용한일박사는 미국 LA 황제동양한의학과 대학으로부터 초청받고 본 대학에서 AIDS에 감염된 환자 19명에 대한 스터디 그룹을 결성하고 LA예방의학분야 전문의사인 스티븐 H.스몰박사 협조를 받아 한국의 전통 수기치유로 1993년 4월 5일부터 6주에 걸쳐 과학적인 검증 하에 치유를 시작하였다. 시술 중 7명의 환자가 개인사정(타지역 거주, 생활난)으로 스터디그룹을 탈퇴, 포기함에 따라 치료를 계속 받은 환자는 12명으로 치료 2주째부터 그들은 병세가 크게 호전되었다. 치료가 끝난 5주째에는 완치 6명, 90% 효과 2명, 70%, 50% 효과 1명으로 치유결과가 나왔으며 개인사정으로 인한 혈액검사를 하지 못한 2명은 증상으로 보아 50%의 진전이 확인되어 그 결과를 언론에 공표하게 되었다.

이러한 결과는 각 환자의 베타2-마이크로 글로블린 수치를 현저하게 감소시켰으며 면역체계의 파괴가 감소되고 AIDS의 진행상태 감소 또는 기존 증상의 약화 가능성을 보여주었다. 이와 같은 용한일박사의 미국에서의 활동은 미국 주요방송인 NBC, KET, AFKN 등에서 연일 성과를 보도하였으며, 국내에서는 1993년 5월 29일 밤 KBS 제 1방송에 헤드라인 뉴스에 대대적으로 보도한 바 있다.

현대의학으로 가장 불치병으로 생각하고 있는 암과 에이즈가 기공요법에 의해 치유된 사례를 객관적인 실험을 통해서 증명되었는데도 아직도 기공치료를 보조적인 수법으로 취급받는 것은 너무나 무지의 소치라고 하지 않을 수가 없다.

필자는 이러한 경이적인 치료법에 매료되어 지금도 기공수련과 기공치료에 연구중이다. 필자가 직접 기공치료로 성공을 거둔 질병을 수없이 많다. 그중에서 가장 확실한 것은 당뇨, 파킨슨, 안면신경마비, 우울증, 비만, 불면증, 디스크등과 루프스, 류마티스, 아토피등 자가면역성 질환이다. 기공수련과 치료의 핵심은 인체의 기를 잘 통하게 함으로써 몸의 환경을 변화시켜 인간이 가지고 있는 본래의 면역력과 자연치유력을 높여주는데 있다. 기공수련은 미래의학의 핵심이 될 것으로 본다.

3. 잠재능력을 개발하고 영적진화를 가져온다.

인간은 더욱 진보하기를 원하고 끊임 없이 발전되기를 원한다. 인류는 과학기술이 발전되어 우주선이 날아갈 정도가 되었고 통신전자기술의 발전으로 지구촌시대가 되었으나 인간의 잠재능력이 모두 개발되었다고 볼 수가 없다. 오히려 과거에 비해 기계에 의존하는 비율이 높아졌으며 잠재능력은 더욱 떨어지고 있다고 볼 수가 있다. 과학기술의 발전으로 이제 스스로 머리를 사용 하려고 하지 않고 기계의존도가 높아가고 있다. 머리를 사용하지 않는 결과 우울증, 치매등 정신질환자들이 높아만 가고 있다는 실정이다.

아인슈타인은 인간의 뇌는 10%도 사용되지 않는다고 했다. 나머지 90%는 사장 되어 있다. 현대에는 5%도 사용되지 않을 것으로 추정된다. 이제 계산기가 없으면 곱셈이나 덧셈도 할 수 없는 시대가 되었고 친척들의 전화번호도 메모리에 입력되지 않으면 외울 수가 없게 되었다. 기계의 발달은 인간을 바보상자로 만들어 가고 있다.

이제 별도의 수련으로 뇌를 개발시키지 않으면 안되는 시대에 도래했다. 기공계에서는 인간이 가지고 있는 특수한 능력을 특이공능이라고 한다. 심리학에서는 초심리학이라고 명명하였다. 특이공능이란 인간이 본래 가지고 있는 능력으로 누구나 개발하면 발현될 수가 있다. 부처는 2천5백여년전에 이미 특이공능을 모두 개발해 깨달음에 이르는 성자가 되었다. 부처가 개발한 능력은 6신통으로 천안통, 천이통, 신족통, 타심통, 숙명통, 누진통이다. 천안통은 육안으로 볼 수 없는 미세물질까지 볼 수 있는 능력을 말한다. 천이통은 거리에 관계없이 소리를 들을 수 있는 능력을 말한다. 신족통은 분신술을 이용해 어느 장소든지 나타날 수 있는 능력이다. 타심통은 다른 사람의 마음을 읽는 능력이다. 숙명통은 전생의 모든 삶을 파악하는 능력이다. 마지막으로 누진통은 어떤 중생들이 어떻게 지은 죄나 업보에 따라 가는지를 아는 능력이다.

이러한 특수한 능력은 누구든지 수련을 통해서 얻을 수 있다고 말했다. 많은 수련자들이 부처가 얻은 6신통을 얻고 깨달음에 이르기 위해 노력하고 있으나 깨달은 자는 봉황의 깃털보다도 작다고 한다. 개달음이란 그릇된 생각과 관념이 사라진 마음의 본체로서 의식과 무의식이 일치된 상태를 말한다. 깨달음의 종류도 의식차원, 무의식차원, 영적인 차원등의 차원이 있다. 현대에는 물질만능주의사회로 깨달음을 추구하는 사람들이 극소수에 불과하다. 진정한 건강과 행복을 위해서는 깨달음 없이 이루어지지 않는다는 것을 인식할 필요가 있다.

수련계의 차원에서는 사람의 수준을 돈이나 명예로 판단하지 않고 공능의차원이나 층차로 판단한다. 수련을 하지 않고 오로지 의식주해결만을 위해 사는 사람과 영적진화를 위해 사는 사람들과의 차이는 하늘과 땅만큼 차이가 있다. 의식혁명의 저자인 데이비드 호킨슨은 사람은 차원에 따라 1에서 1000까지의 층차가 있다고 했다. 가장 낮은 차원의 의식수준은 수치심, 가증, 치욕이 20이고, 증오, 죄책감은 30이며, 분노, 미움의 감정은 150수준, 수용과 용서는 350, 사랑은 500, 평화는 600, 깨달음은 700-1000이라고 분류했다. 우리는 어느 수준에 있는가를 보고 반성해야한다.

경제수준이 발전될수록 의식수준은 떨어지고 있는 것을 알 수가 있다. 아직도 우리인간들은 증오와 미움, 대립과 지역감정, 분노, 보복 등의 낮은 차원의 의식수준에 머무르고 있다는 것을 알 수가 있다. 동물계의 의식수준을 보면 문어나 독사등 파충류의 의식수준이 50이하에 해당된다. 얼룩말, 기린등 초식동물은 200정도가 된다고 한다. 세상에 갈등과 분열을 일으키고 전쟁과 테러를 일삼고 있는 사람들의 수준은 초식동물수준에도 못 미치고 파충류의 의식수준에 머물고 있다는 것을 알 수가 있다.

중요한 것은 의식수준이 낮을수록 행복율이 떨어진다는 것이다. 부정적인 감정을 지니고 살아가는 사람들의 행복율은 12%이하에 해당된다.

우리는 사랑과 평화를 원하고 궁극적인 목적은 깨달음을 원한다. 따라서 국민의 의식수준이 최소한 500이상 높아져야 사랑과 평화가 정착된다는 것을 알 수가 있다. 국민의 의식수준이 올라가지 않는한 분열과 대립은 끊임 없이 일어나고 인종청소, 테러, 살인, 지역감정, 분열, 전쟁, 종교갈등은 사라지지 않을 것 같다.

인간의 의식의 발달은 에너지차원과 밀접한 관련이 있다. 기공수련의 궁극적인 목적은 잠재능력을 개발하고 영적진화를 통해 의식차원을 높여 사랑과 평화를 정착하고 깨달음에 이르는데 있다. 기공수련만이 가능하다고 확신한다. 기공수련에 있어서 일반적으로 잠재능력개발은 육안, 천안, 혜안, 법안, 불안층 차원이 있다.

육안층은 인간의 눈으로 에너지장을 본다든지 몸으로 느낀다든지, 손이나 느낌으로 질병을 진단하는 공능을 말한다. 육안개발은 가장 기본적인 개발이다. 육안층차는 일반인들보다는 높으나 가장 낮은 층차에 속하는 능력으로 기공수련을 통해 누구나 개발이 가능하다. 일반인들도 누구가 어느 정도 수련을 하면 에너지장을 보거나 느끼거나 만질 수 있는 능력을 갖게 된다. 또한 손의 민감도를 높이면 어떤 질병도 촉감에 의해서 진달할 수가 있게 된다. 기공치료편에서 세부적으로 설명하도록 하겠다.

다음은 천안층차이다. 천안층차는 수련을 통해 제 3의 눈을 개발한 결과 얻을 수가 있다. 제 3의 눈은 송과체를 의미한다. 송과체는 솔방울처럼 생겼다고 하여 이름이 붙었으며 수련자들은 송과체가 발달되어 세로토닌호르몬분비가 왕성해지고 수면에 필요한 멜라토닌 호르몬비가 왕성해진다. 현대의학으로 밝혀진 송과체 기능은 성성숙을 억제하고 영상을 보는 작용을 하고 생체리듬을 주관하는 것으로 알려져 있다. 수련계에서는 송과체를 매우 중요하게 생각한다. 무의식으로 들어가는 관건으로 보고 제 3의 눈이 있다고 보는 것이다. 제 3의 눈이 개발되면 투시능력이 개발되고 먼거리나 미관세계를 볼 수 있으며 빙의등 음성물질도 볼 수가 있다. 투시는 인체의 장기를 본다든지 지하 매장물을 탐지할 수 있다는지 하는 능력이다.

일부 수련단체에서는 이러한 능력을 개발하여 홍보에 활용하는 사례가 있는데 크게 추구할 것은 못된다. 어린이들을 훈련시키면 50%정도가 투시능력이 개발된다고 보고되고 있다. 일반적으로 개나 동물들은 천안능력이 개발되어 인간이 볼 수 없는 물체는 보거나 듣는 경우가 있다. 다음은 혜안층차다. 이층차에 이르면 과거와 미래를 알 수 있는 능력이 구비된다고 한다. 이러한 원리는 모든 물질은 접수장치, 발사장치, 자동조절장치, 자동분석장치가 있는데 마치 고성능 레이더와 같은 역할을 하는 기능이 있다고 한다. 일반적인 레이더는 스텔즈 물질을 첨가하면 식별할 수 없다고 하는데 인간의 전파망은 어떤 물질이라도 의념이 가면 즉시 도착하고 통과하므로 막히는 곳이 없다. 인간은 보다 고성능 레이더를 가지고 있으므로 누구나 능력을 개발하면 활용할 수가 있다. 이러한 능력은 누구나 한번쯤은 경험했을 것이다. 인간이 꾸는 꿈은 미래를 예측해주는 능력이 있는데 꿈이 잘 맞는 경우는 혜안능력이 있다고 볼 수가 있다. 또한 무당들은 우주속에서 파동을 연결시켜 죽은 사람과 대화하거나 미래를 예측하는 경우도 있다. 또한 다른 사람의 마음을 읽는다든지 영과 통화는 것은 혜안층차에 속한다. 이러한 정보는 느낌이나 영상으로 나타난다.

우주의 파동은 반드시 우리에게 미리 초전신호를 주게 된다. 이러한 초전신호를 감지하고 분석하는 능력은 혜안충차이다. 박정희 전대통령의 서거시에도 헬기에 의해 사슴이 죽는등 우주에서 미리 신호를 주었으나 대비하지 못했다. 이러한 능력은 야생동물들에게 매우 발달되었다. 파산할 배에 타고 있는 쥐는 미리알고 밧줄을 타고 내려온다고 한다. 또한 일본이나 동경대지진시에도 쥐는 미리알고 1주일 전에 대피했다고한다. 박쥐는 3일전에 동굴이 무너짐을 알고 탈출한다고 한다. 또한 동아시아 쓰나미 발생시에 야생동물들은 미리 피해 사고를 방지했다고 한다.

일기예보 등 기계에 의존했던 사람들만 모두 사망하였다. 우리가 왜 잠재능력과 특이 공능을 개발해야하는지 알 수가 있다. 우리의 생존과 안전을 위해서도 필요하다. 모든 것을 기계가 다 알아서 해주겠지 하는 기계만능주의나 기계의존주의를 탈피하는 길만이 우리 삶을 안전하고 보다 행복하게 해줄 것으로 생각된다.

다음은 법안충차이다. 법안충차는 공능상태에서 시공의 위치를 바꿀 수 있는 능력을 말한다. 법안충차가 되었을 때 우리는 우리 삶을 우리의지대로 살아갈 수가 있다. 법안충차는 생각의 힘으로 물질이나 시공의 위치를 바꾸는 능력으로 역사적으로 많은 분들이 시험하여 성공한 사례가 많이 있다. 중국의 엄신기공사는 400km이상의 거리에서 물질구조를 바꾸는 시험을 하여 성공하였다고 한다. 또한 삼국시대 재갈공명은 전쟁시 바람과 비를 불러들이는 호풍 호우 술을 구사하여 전쟁을 승리로 이끌었다는 기록이 있다. 국내의 모 수련단체의 교주도 극심한 가뭄시에 에너지를 모아 몇월몇일 비가 내리도록 하겠다고 일간신문에 광고한 후 실질적으로 그날 비를 내리게 하여 세력이 급속도로 확장되었다는 기록이 있다.

사람은 누구나 법안충차의 능력을 가지고 있다. 곧바로 실험을 해보면 알 수가 있다. 예를 들어 담배맛을 순하게 한다든지, 알코올 도수를 약하게하거나 높인다든지, 물을 약으로 만든다든지, 공중에서 약의 성분을 취득하여 약을 만든다든지등은 기공수련 초보자들이라도 원리만 알면 즉시 할 수가 있다. 갑자기 잃어버린 물건이나 사용하던 물건이 없어졌다가 갑자기 나타난다든지 하는 경험을 한번쯤은 했을 것이다. 법안충차에 있는 사람들은 다른 사람의 병이나 암세포를 의념으로 제거할 수도 있을 뿐만 아니라 염력으로 다른 사람을 해칠 수도 있게 된다. 따라서 수련이 높아질수록 생각을 조심하게 된다. 무심코 한 생각이 다른 사람들에게 큰 영향을 미치기 때문이다. 성서에도 생각과 말과 행동에도 죄를 짓지 말라고 했는데 생각은 말이나 행동보다도 크게 영향을 미치는 경우가 있기 때문이다.

마지막 층차는 불안층차이다. 한문으로 불(佛)자는 자기 자신을 부정한다는 의미이다. 자기 자신을 부정한다는 것은 자기의 식신의 생각을 버린다는 것이다. 자신의 아집과 독선과 살아오면서 무의식속에 쌓여있는 모든 부정적인 생각을 깨끗이 청소를 한다는 것이다. 불안층차에 있는 사람들은 깨달은 사람들이다. 파동이 700-1000으로 오색찬란한 후광이 비추게 되며 그사람 주변에만 가도 향기로운 냄새가 가득 채운다.

기공수련의 최고의 목적은 불안층차에 도달하는 것이다. 이책을 접한사람들은 누구나 기공수련에 인연이 있으며 깨달을 수 있는 근기가 있다고 본다. 나는 본책자에서 기공수련의 핵심원리와 방법을 정확하게 전달할 것이다. 장자는 깨달은 사람을 진인이라고 했는데 그가 정의한 진인을 다음과 같이 표현하고 있다.

진인의 경지에 이르면 큰 산도 정신의 흐름을 가로막지 못하고 깊은 못이나 샘물에도 젖지 않으며, 비천한 자리에 있어도 고달프지 않고 마음이 천지에 미치지 않는 곳이 없다. 남을 위해 모든 것을 아낌없이 주어도 자신은 오히려 더욱 풍부한 경지에 이르렀다.

진인은 높은데를 오르더라도 두려워하지 않고 물속에서도 젖지 않고 불에 들어가도 타지 않았다. 이는 진인의 지식의 도의 경지에 이르렀기 때문이다. 진인은 잠을 자도 꿈을 꾸지 않았고 깨어나도 근심하지 않았다. 먹는 것을 달가워하지 않았으며 호흡은 보통사람에 비해 훨씬 길었다. 진인의 숨은 발뒤꿈치까지 도달하는데 보통사람의 호흡은 목구멍에서 그칠 뿐이었다. 남의 비위나 맞추려는 자는 목이 메이는 듯한 소리를 내고 욕심이 많은 자는 하늘의 뜻을 두려워하지 않는다. 삶을 기뻐하거나 죽음을 미워하지 않았다. 태어남을 기뻐하거나 죽음을 두려워하지 않았다. 홀연히 왔다가 홀연이 갈뿐이라고 생각했다.

기공수련하는 사람들 중에서 지나치게 초능력을 추구하는 사람들이 많은데 초능력은 진생실현을 방해하므로 지나친 추구를 엄금해야한다고 많은 성인들이 가르치고 있다. 초능력은 동물들도 가지고 있는 것으로 이것을 추구하면 도를 잃게되며 에너지를 과도히 소모시키기 때문이라고한다. 석가도 제자들 중에서 초능력 사용을 엄금시켰다고 한다. 초능력은 범부나 귀신, 도깨비, 여우, 너구리도 갖출 수도 있다. 이를 악용하면 사람을 현옥시키고 욕심 때문에 수행을 망각하므로 제자들에게 엄금시켰다고 한다. 장자도 초능력을 얻는 것은 어려운 일은 아니나 그것을 사용하지 않는 것이 지극히 어려운 일이라고 말했다고 한다.

4. 우주의 주인으로 뜻대로 살 수가 있다.

인간의 가장 큰 목표중의 하나는 어떻게 하면 자신의 뜻하는 목표를 이루고 아름답고 행복한 삶을 살아갈 수 있을까가 중요한 관심사이다. 최근에 이러한 욕망에 부응하기 위해 성공을 다룬 책들이 많이 출판되고 있다. 어떤 책자에서는 성공에 파동을 맞추고 생각을 하면 뜻을 이룬다고하는가 하면 어떤 책자에서는 우주공간에 가능태가 존재하므로 선택만하면 모든 것이 물질화되고 현실화된다고 하는 책자들이 있다.

하지만 분명한 것은 생각과 선택으로만은 자신의 뜻을 이룰 수가 없다. 지구상의 많은 사람들이 자신의 뜻을 이루기 위해 간절히 기도하거나 염원하며 생각하는 사람들이 많이 있으나 뜻을 이루는 사람은 거의 없다. 생각은 매우 중요하고 성공에 있어서 필수적이나 일반적인 생각에는 힘이 없기 때문에 뜻을 이룰 수는 없는 것이다. 생각은 일정한 전제와 조건하에서는 엄청난 에너지가 산생된다. 간단한 사례를 보면 어린자녀가 차에 깔렸을 때 연약한 어머니는 순식간에 타를 들어버리는 힘이 나온다고 한다. 이러한 힘은 어머니의 힘이 아니다. 잠재의식과 동조된 우주의 힘이다. 우리가 생각하는 신비로운 초능력 현상도 잠재의식과 동조되면 누구나 가능한 것이다.

기공에서는 우주와 동조된 상태를 입정상태라고 한다. 입정상태에서는 초능력을 구사할 수 있을 뿐만 아니라 염원하면 대부분 현실화될 수 있다. 입정상태에서는 유전자의 DNA구조도 바꿀 수 있다. 또한 암등 난치성 질환도 생각으로 녹일 수가 있다. 입정상태는 알파파, 쾌감호르몬이 분비되는 상태로 몰입, 몰아, 몰수, 채널링, 초능력 준비 발현상태로 6신통뿐만 아니라 원하는 것을 시각화하면 현실로 일어나는 기적이 발생될 수도 있다.

이러한 잠재의식의 문은 기공수련의 입정을 통해 접근 할 수도 있겠지만 고도의 집중상태인 최면을 통해서도 가능하다. 예로부터 일부 종교단체나 독재자들은 고도의 집중상태를 유지시켜 반복적인 언어로 무의식에 각인시켜 독재자들은 최면의 원리를 이용하여 국민들을 노예화, 복종화 시켜왔다. 대부분의 현대인들은 자신도 모르게 최면에 걸려 진실을 모르고 살아가는 경우가 대부분이다. 특정한 종교나 특정한 지역 특정한 사람, 특정한 이데올로기에 몰입과 최면되어 자신을 잃고 살아간다. 독재자나 사이비 종교단체는 국민이나 신자가 최면속에 머물기를 바라고 계속 세뇌시키는데 여념이 없다.

하지만 정상적인 기공수련을 통해 정기신 에너지가 충만되면 타인의 최면이나 세뇌상태에서 벗어날 수가 있다. 특정 종교단체들이 기공이나 명상수련을 금지시키고 있는데 노예상태의 최면상태에서 깨어날까 봐 두렵기 때문이다.

기공수련 전문가가 되면 순간입정이 가능하며 순간적으로 잠재의식과 동조를 통해 원하는 목표를 언제든지 이룰 수가 있다. 이제 짧은 나의 삶을 나의 원하는 대로 뜻하는 대로 살아갈 준비가 되어 있다. 사업적인 성공이나 실패는 학력, 배경, 능력이 아니라 잠재의식에 각인된 뚜렷한 목표, 계획, 창의적인 생각에 좌우된다. 기공수련은 운명을 바꾸고 삶의 질을 바꾸고 나의 뜻대로 살 수 있는 길을 제공해준다.

•• 기공수련의 개요와 역사

1. 기공수련의 개요

황제내경의 상고천진론에 황제가 기백에게 질문하는 형식으로 사람의 양생에 대해 설명하고 있다. 옛날사람들은 모두 100세가 되기까지 살고 더욱 건강하게 살았지만 지금사람들은 50세가 되기도 전에 비실비실해진다. 원인이 무엇인가? 라고 묻자 기백이 대답하기를 옛날사람들은 모두 양생의 도리를 깨닳고 있어서 자연의 영위를 본으로 해서 생활하였다. 자연에 변화가 있다면 호흡이나 도인, 안마법등의 기술을 사용했으며 음식에도 절도를 가지고 폭식폭음을 삼가고 잘 일하고 잘쉬었으므로 몸과 마음이 평온해서 천수를 다할 수 있었다. 지금은 반대로 밤샘하고 곤드레 만드레 술 취하고 성문란한생활로 정기가 고갈되어 50세에도 비실된다. 자연의 섭리를 떠나고 정을 지키는 것을 잃은 행동에 연유된다고 했다. 호흡으로 마음을 단련하고 안교(손으로 누르거나 발로 하는 안마)로 자기마사지를 하면서 마음과 신체조절을 조정하고 벽곡과 방중술, 풍수(환경지리학)로 기를 조정하는 방법으로 선인의술을 행했기 때문이다.

위의 황제내경 문구 속에 건강의 핵심과 진수가 들어있다. 호흡을 통해 우주의 원기를 받고 현대적의미의 마사지나 기치료를 통해 인체의 경락을 뚫어 말단세포까지 기와 혈이 운행하도록 함으로써 건강을 유지하고 절도 있는 음식과 휴식과 마음의중요성을 핵심적으로 표현하였다고 할 수가 있다. 이처럼 氣는 수천년 전부터 건강과 장수에 핵심적으로 활용되고 있으며 과학기술이 발전될수록 기의 중요성이 더해가고 있다. 지금 우리가 기를 배우고자하는 것도 첫 번째의 목적은 건강과 장수에 있다고 할 수 있다. 건강을 잃으면 천하를 얻고도 아무소용이 없으며 진정한 행복은 없기 때문이다.

지금까지 일반적으로 氣는 볼 수도 없고 만질 수도 없으며 느낄 수도 없어 비과학적으로 여겨지기도 했다. 따라서 기감을 느끼는 소수인들만이 기를 이용해 건강을 지키고 문명을 발전시키는데 활용해왔던 것이다.

100여년 전부터 고전물리학의 한계를 극복한 현대물리학의 양자이론이 대두되어 기의실체가 밝혀지게 되었다. 세상은 기라고 할 수 있는 초양자양으로 가득 채워져 있고 기는 일종의 파동과 입자를 갖춘 물질이라는 것이 밝혀지게 되었다. 또한 유전자의학이 발달함에 따라 유전자속에 들어있는 ATGC라는 4글자의 조합에 의해 만들어진 프로그램이라는것이 밝혀졌으며 프로그램을 가동시키는 힘을 생기라고하고 있다. 이런 점에서 볼 때 기는 생명력이라고 볼 수가 있겠다.

일반인들이나 과학자들은 기는 보이지 않고 느낄 수 없고 만질 수가 없기 때문에 과학적인 연구에서 대상이 제외되어 왔던 것이 사실이다. 아직도 기를 미신시하거나 터부시하는 경향이 있음을 볼 때 기에 관한 연구는 아직도 초보적인 단계에 있다고 볼 수가 있다. 그러나 기의 중요성을 인식한 나라에서는 기연구를 통한 질병치료와 잠재능력개발에 활용하기위해 국가적인 차원에서 비밀리에 연구하고 있다고 한다.

특히 기는 중국이나 러시아에서 군사적인 목적을 달성하기 위해 초능력 개발차원에서 연구하고 있다고 한다. 또한 일본이나 미국등에서는 대체의학의 중요한 부분으로 기공수련과 기치료에 대한 연구가 활발히 진행중이다. 기공수련과 기치료는 대체의학의 가장핵심적인 요법으로 다가오고 있다. 최근 과학자들의 연구에 의하면 기는 일종의 줄기세포와 같은 역할을 하는 것으로 밝혀지고 있다. 인체의 모든 세포는 줄기세포로부터 시작하여 뇌세포, 심장세포, 간장세포, 위장세포로 분화가 되는 만능세포인 것처럼 기역시 줄기세포처럼 병든 세포를 회생하는 역할을 한다. 이제 우리는 과학적인 탐구심과 경외심을 가지고 기에 대해 연구해보기로 한다. 기를 이해하는 것은 나를 이해하는 것이고 우주를 이해하는 것이며 행복과 건강의 출발이기 때문이다.

2. 한국기공의 역사

우리나라에 있어 기공이라는 말은 다소 생소할 수 있는 용어이다. 그래서인지 우리나라는 기공의 역사가 짧고 그 원류를 중국에서 찾곤 한다. 그러나 실질적으로 기공이라는 명칭이 중국에서 현재의 의미로 사용된 것은 1950년대부터로 불과 50-60년 남짓의 일이고, 실제로 우리나라에는 우리의 역사와 시원을 함께 하는 전래의 기공법이 있었던 것으로 보여 진다.

신라시대 최치원의 낙랑비서에는 현묘지도수련법들이 기록되어 있다. 현묘지도를 구성하는 수련책자는 천부경, 한역, 삼일신고로 현재까지 전해지고 있는 가장 오래된 수련경전이다. 현제까지 천부경 81자와 삼일신고 366자만 전해진다. 현묘지도는 민족고유의 신선도로 단국조선시대를 훨씬 소급한 시대인 환국(약 9,000년전)과 배달국시대(약 6,000년전)부터 구전으로 내려온 고유의 수련경전으로 고구려시대에는 풍류도로 백제시대에는 문무도로, 신라시대에는 화랑도로 발전되었다. 고구려의 연개소문, 백제의 의자왕, 신라의 김유신은 현묘지도를 익혔다고 전해진다.

한국의 역사를 5,000년전인 단군시대에 시원을 두고 있으나 한단고기나 중국의 역사책을 보면 그이전의 환인시대의 환국과 배달국시대의 환웅시대가 존재했다는 것을 알 수 가 있다. 배달국의 황제 환웅은 신시에 도읍을 정하고 국호를 광명의 의미를 가진 배달이라고 정하고 3대 경전으로 홍익인간의 통치철학을 가지고 나라를 다스렸다고 전해진다. 천부인은 도교, 유교, 불교의 사상이 모두 포함되어 있다. 삼국사기에 "나라에 현묘한 도가 있으니 이를 풍류라고하고 근본은 신선도이며 유불선을 모두 포함하고 있다"고 하는 기록이 있다.

천부인의 가르침을 신선도, 선도, 선교, 풍류도라고 불린다. 통상 풍류도라고하는데 몸과 마음을 닦고 수행하여 일정한 경지에 도달할 것을 목표로 하고 있으며 목표를 성통공안이라고 하는데 도교에서는 무의, 불교에서는 중생구제라는 뜻으로 사용되는데 일맥상통하다.

이와 같은 신선도는 중국의 노자, 장자에게 영향을 끼쳤다. 진나라 도인 갈홍(283-343) 포박자에도 옛날 황제가 동쪽 청구에 이르러 풍산을 지나 자부선생을 만나 뵙고 삼황내문을 받았다는 기록이 있다. 황제역시 배달국의 후손이라는 기록이 있으며 동양사상의 핵심이 되고 있는 주역중 북희팔괘라고 부르는 선천팔괘는 배달국 5대아들 태호복희씨가 만들었다고 전해진다. 이처럼 우리 선조국인 환국, 환웅, 단군은 현묘한 도인 천부경 삼일신고 한역의 3개의 경전으로 내부적으로 심신수련을 하여 득도를 추구하고 있으며 외부로는 인간을 널리 이롭게한다는 홍익인간의 사상을 가지고 나라를 통치한 신선국이었던 것이다. 아직도 그런 흔적이 남아 있다. 큰 절에 가면 대부분 삼성각이 있는데 환인, 환웅, 단군을 모시는 성지로 불교와 융합되어 아직까지 영향을 미치고 있는 것이다.

또한 고대 양생법의 고전이며 단학의 기본 경전인 황제 음부경을 황제(B.C 21-20세기 중국의 전설적 임금)가 동방에 가서 자부선인에게서 고대 양생법을 전수 받은 것으로 되어 있으며, 사기에 이르기를 진시황제가 우리나라를 신선술이 발달한 나라로 여겨 불사약을 구해오라고 사신을 보냈다는 기록을 미루어 보더라도 우리나라의 기공의 근원이 중국의 그것보다 훨씬 오래되었다는 것을 알 수 있다.

일찍이 단학수련을 했던 대표적인 인물로 을지문덕, 연개소문, 이순신, 서산대사, 사명대사 등 헤아릴 수 없이 많다. 또한 이조시대에 단학파 중에는 책을 저술하여 후세에 전한 학자들도 있으니, 정염(정북창)의 〈단가요결〉, 이지함의 〈복기문답〉, 곽재우의 〈복기조식진결〉, 권극중의 〈참동계주해〉를 들 수 있다. 김예몽의 〈의방유취〉와 허준의 〈동의보감〉에 보면 중국의 각종 선대 기공법과 도인법과 호흡법이 수록되었음을 볼 수 있다.

조선후기의 인물 홍만종의 해동이적에 실린 신선들의 명단을 보면 단군, 혁거세, 동명왕, 최치원, 김시습, 강감찬, 서경덕, 남사고, 박지회, 이지함, 정북창, 곽재우등이 실려 있는데 연계소문, 을지문덕, 서고청, 영규대사, 서산대사, 사명당, 조남영등의 인물들이 알려지고 있다. 1860년 수운 최재우가 세운 동학, 1901년 강일돈에 의해 창설된 증산도등은 주술수행에 의해 깨달음을 얻고자 하는 수행법을 기반으로 하고 있다.

1960년대 청산선사(고경민)에 의해 국선도가 일반인들에게 보급된 이래 단학등 각종 수련단체들이 많이 생겨나고 있다. 청산선사는 피부호흡을 통해 물을 극복하였으며 기 방화벽을 설치함으로써 불에도 타지 않는 시범을 보여줌으로써 수련은 인간의 한계를 극복할수 있다는 것을 보여주었다. 인터넷에 검색된 수련단체들을 보면 국선도, 국제초능기공협회, 단월드, 연정원, 기천문, 수선제, 마음수련원, 한국토속기공, 진동기공회, 한단회, 도화제 석문호흡등 약 700여개의 단체가 운영되고 서울에만 100여개 수련단체가 활동하고 있는것으로 나타나고 있다.

3. 중국기공의 역사

중국기공은 5000년의 문명사와 동일한 역사를 가지고 있다. 1975년 중국 청해성 약도지구에서 5000년 전의 토기가 발굴되었는데 그 토기에는 기공수련을 하는 그림이 그려져 있었다. 중국의 사서 상서의 기록에 의하면 "4000년전의 중국 중원지구에 홍수가 자주 일어났으며 비가 많고 습기가 심하여 몸과 육체에 동통등 질병이 자주 발생하여 기체조로 기혈을 선도하여 병을 치료하였다"는 기록이 전해진다. 또한 2000년 전의 의서인 황제내경 소문, 이법방선론에서도 "중원일대는 습기가 많아서 사람들이 사지가 차거나 관절이 붓거나 열이 나며 사지가 불어들고 힘이 빠지는 등 골관절 질병들이 많이 생겼다. 반드시 도인안교로 치료하여야한다"라고 강조하고 있다. 한편 전국시대 초기의 행기옥패명에는 명문으로는 현존 최고의 기공으로 호흡을 다스리는 것에 대해 서술하고 있고, 진시대의 갈홍은 포박자를 통해 행기의 중요성을 들어 동공과 정공의 결합 단련을 주장했다. 남북조 시대에 도홍경의 도인양생도와 양성연명록을 펴 기공에서의 내양을 강조하였으며 육자결 호흡법의 기초를 확립했다. 수시대의 의학자 손사막은 비급천금방에서 조식법의 기초를 완성하여 호흡과 도인을 중심으로 한 도인법의 기초가 이루어졌다.

다음은 도가로 그 대표적인 인물은 노자, 장자로 삼는데, 그 원류는 상고 시대의 신선 사상에 뿌리를 박고 있다. 장생 불사의 내단을 만들기 위한 수련법인 내단술은 신체 내부에서 단을 만들기 위해 호흡에 의식의 힘 즉 염력을 결합하여 기를 운행시키는 방법으로, 그 기초를 확립한 것은 위백양(AD 25-250)으로 주역참동계이다. 이와는 달리 무당산과 화산의 은둔도사인 진희이는 내단술 중심인 도가 양생법을 의가계열인 도인법을 발전시켜 도가 도인 양생법의 기초를 다졌다. 그후 송원시대에 내단파가 형성되었고 5백여종의 기공전문책자가 나왔고 명청시대에는 1천종이상의 책자가 나올정도로 기공이 활성화되어 었다.

1949년 공산주의 정권수립이후 1966년 전 문화혁명이 일어나기 전까지 기공을 발굴하여 발전시켰는데 이때 유귀진이 "기공요법의 실천"이란 책자 속에 많은 고문헌을 조사하고 종래의 여러 이름으로 불리던 것을 정리하여 통일적인 학술용어로 정리하여 기공이란 용어를 사용하였다. 그는 1954년 당산에 기공요양소를 설립하고 지방정부의 참여하에 정식으로 기공치료를 시작하였다. 하지만 1966년 문화혁명이후에는 기공을 미신, 봉건사상이라고 기공을 금지시키기도 하였다. 1977년에는 항암기공이라는 곽림 신기공요법이 보급되어 기공이 암치료에 탁월하다는 것을 입증하였다. 1980년대와 1988년대에는 기공이 다시 활발하게 보급되었는데 전국에 100여개의 기공연구소가 설립되었고 각대학에 기공학과가 개설되고 무한체육대학에서는 기공석사와 박사과정이 설립 되는등 크게 국가적인 지원하에 크게 발전하였다. 중국에는 현재 2000여개의 수련법이 보급되었으며 그중에서 700여 단체의 기공법이 성행하였다고 한다. 이시기에 신비한 특이공능이 속출하였으며 많은 난치성 질환자들이 기공에 의해 정복 되어지는 등 대중에게 확산되어졌다.

그러나 기공단체가 거대화되고 조직화되어 공산정권에 강한 영향력을 미칠 뿐만 아니라 기공수련에 따른 각종 문제점이 대두되자 국가적인 차원에서 제재를 가하고 있다. 중국정부는 1996년 8월에 기공을 정돈하기로시작하고 기공과 기공사를 재심사 허가재로 바꿈으로써 기공의 쇠퇴의 길로 들어 섰다. 중국의 대부부분의 고급기공사들은 산속으로 들어가거나 해외로 도피하였다. 대표적으로 이홍지의 파륜공의 지도자들이 구속되었고 중화양생익지공등 각종 문파가 중국에서 수련할 수 없게 되었다. 공식적으로는 태극권외에는 단체수련은 할 수가 없다고 한다.

••• 기공수련의 유파

기공수련의 뿌리는 대부분 유가, 도가, 불가등이 핵심이었다. 그 중에서도 도가와 불가는 정법이라고하여 기공의 뿌리라고 할 수가 있겠다. 국내에서는 유불도를 전통종교로 여기고 있으며 최근에는 도교를 빼고 무당을 전통종교로 하여 유불무로 하자는 주장이 있다. 종교적인 측면에서는 유교는 공자를, 불교는 부처를 도교는 노자를 신으로 모시는 사상이다. 그러나 이들 세분은 신이 아니라 수련을 통해서 깨달음에 이른 성인이라고 할 수가 있다. 나중에 후손들에 의해서 종교화되었다고 볼 수가 있겠다. 유불도 중에서 기공수련과 밀접한 관련이 있는 유파는 도가와 불가계통이다. 도가와 불가계통에서 종교적인 것은 제외하고 건강과 양생에 관련된 사항을 기공으로 발전시켰다고 볼 수가 있다. 기공수련을 하려면 도가와 불가수련을 알아보는 것이 중요하다. 기공수련의 뿌리는 도가와 불가에서 영향을 받았으나 수많은 분파로 분리되어 발전되어 왔다. 어떤 공법에서는 도가와 불가가 혼합된 수련법도 나오고 있다. 아직도 대부분의 수련법은 도가와 불가의 핵심수련법을 따르고 있다.

1. 도가수련법

도가의 창시자인 노자는 초나라 고현(하남성)출신으로 주나라 장서실를 관리하는 사관이었다. 그는 도와 덕을 수련하였으며 도덕의 의미를 5천글자로 압축하여 지은후 행적을 감추었다고한다. 그 책자의 이름은 현대에도 읽혀지고있는 도덕경이다. 노자의 사상은 황제(BC 2700-2600)의 음부경의 영향을 받은 것으로 보인다. 음부경은 황제가 광성자와 천진황인이나 자부선생을 만나 단법(丹法)을 만들었다고 하는 수련경전이다. 음부경에는 단을 만드는 비밀이 들어있다. 단을 만들려면 정수(精髓)가 불을 만나야 된다고 하였다. 한나라시대에는 황제와 노자의 수련법을 황노술로 불렀다. 대부분의 기공수련책자는 황노술의 영향을 받아 발전되었다.

도가수련의 맥을 이은사람은 당나라의 여동빈, 명나라 장삼풍, 명대의 용문파의 오충허, 청대의 유화양, 조피진이 있다. 도가의 삼대경전은 도덕경, 청정경, 음부경이다. 국내의 국선도, 단학등 대부분 수련법들은 정기신 삼단전의 도가수련법과 맥을 같이하고 있다고 볼 수가 있겠다.

도가수련의 핵심은 생명력을 기르고 장수하는데 있다. 노자라는 이름도 너무나 장수했기 때문에 붙여진 이름이라고 한다. 기록에 의하면 160살까지 살았다는 기록도 있고 700세를 살았다고 하는 기록도 있으나 양생법을 터득해 장수했던 것은 분명한 것 같다. 도가수련법의 핵심은 다음5단계에 있다. 먼저 하단전에 축기를 통해 에너지 뭉치인 단을 만든 후 기를 입독맥을 유통시키는 소수천 수련을 통해 소약을 만들고, 기를 12경락과 전신에 운기시키는 대주천 수련을 통해 대약을 만들어 극도의 건강과 장수체질로 만든 다음 허무상태에 들어가는 것이다. 도가수련법의 종류는 의념수련, 내단주천수련, 피곡수련, 방중술, 향기요법, 도인술, 부주요법등 여러 가지가 있으나 가장 일반적인 수련법은 다음의 내단주천수련법이라고 할 수가 있다. 내단주천수련법은 다음의 5단계를 거쳐서 완성된다.

1) **1단계**

축기단계로 하단전에 기를 모으는 과정이다. 그 성과로는 첨유접명(添油接命)후에 산생된 선천정(先天精)이다. 외부의 기를 내몸으로 끌어들여 내몸의 원기와 결합하여 선천적인 원기가 된다. 축기는 100일이 소요된다고 한다.

2) **2단계**

연연정화기로 그성과는 진기형태는 단이고 쓰이는 약은 정이다. 소주천수련을 통해 강화된다. 양태라고하며 10개월간 마치 태아가 배속에서 10개월 동안 성장을 하듯이 축기된 단을 성숙시키는 기간이다. 성숙된 양태를 양신이라고 한다. 단은 단전의 황색 기뭉치로 연공시 하단전에 따스한 느낌이 느껴진다. 이때 의념으로 선천원기와 서로 결합하면 단이 결성된다. 후천정기신을 기르면 선천의 정기신이 된다.

단이 형성되면 단전에 내기가 충족되고 외신이 임의로 발기되지 않는다. 눈을 감았을 때 내광이 위로 올라가는 것을 볼수 있다. 배꼽에 한줄기 눈부신 백광이 출현되며 그 환한 백색이 눈부셔 달에 비추는 것과 같다.

3) 3단계

연기화신으로 대주천 수련을 통해 달성되고 그 성과는 양신이고 그 형태는 태(胎)와 원영(元瓔)이다. 영아의 원래모습이다. 양신은 단으로 만들어진 혼을 가진 에너지 덩어리다. 쓰이는 약은 대약이다. 기경팔맥이 통하고 대주천이 통하면 대약을 얻었다고 한다.

4) 4단계

연신환허로 형태는 무와 공이다. 연신훈련을 어린이에게 젖을 먹이는 기간으로 3년을 수련해야 한다. 고도의 입정상태로 태극, 무극상태의 진입이다. 초능력이 발휘되고 육신통이 열리게 된다. 상단전에 정기신이 집중되면 백설이 보이는데 삼화취정(三花聚頂)이라고 하는데 출신이 준비된 상태라고 한다. 정신과 육체가 합일되면 양신이 나가게 되고 법신상태가 된다고 한다.

5) 5단계

연허합도로 면벽구년이라고 한다. 감각이 외부로 연결되는 것을 막고 마음을 움직이지 않게하여 본래의 성을 들어다 보는 것에 의해 도와 일체가 되는 단계다.

2. 불가수련법

불가수련법은 2500년의 역사를 가지고 있다. 불교는 종교의 시작이고 수련의 뿌리라고 할 수 있을 정도로 긴 역사를 가지고 있다. 중국의 도가수련법과 병행해 동양의학이나 철학 등에도 가장 심오한 영향을 끼쳤다.

불가수련은 인도에서 기원전 6세기 석가모니(BC 563-483)가 창시한 수련법으로 내세적이며 공을 강조하여 수도를 하면 누구나 성불하여 고통에서 해탈할 수 있다는 사상이다. 부처는 6년의 설산의 수행과 3년의 무상정(無想定)수련을 통해 고행과 무상정 수련은 진정한 도가 아니니 추구할 것이 아니라는 큰 교훈을 남겼다. 그당시 유행하던 요가수련을 9년이나 하였으나 도가 아님을 알고 버렸다고 한다. 마지막으로 굳은 결심을 하고 보리수나무 아래서 49일 만에 깨달음을 얻고 해탈하게 되었다.

49일간의 선정 중 6일간 먼저 4선8정(4禪8定)을 얻고 의생신(意生身[2])을 얻고 마지막 하루 동안 육신통(六神通)을 얻었는데 신족통, 천안통, 천이통, 타심통, 숙명통, 누진통 등이다. 신족통은 몸이 수백개 수천개로 어느 장소든지 나타날 수 있다. 천안통은 세상에 어떤 물건도 볼수가 있는 것을 말한다. 천이통은 천상이나 인간의 소리를 멀든 가깝든 간에 들을 수가 있다. 타심통은 다른 생물의 마음에 통함으로써 마음을 파악한다. 숙명통은 전생의 모든 삶을 기억한다. 누진통은 어떤 중생들이 어떻게 지은 죄나 업보에 따라 가는지를 아는 것이다. 또한 법신의 출현으로 원하는데 어디서든지 나타날 수 있는 능력을 얻게 되었다.

부처는 깨달음을 얻은 후 고집멸도의 4성제와 8정도를 통해 세상을 구원하려고 하였다. 또한 12연기설을 주상하여 만유는 인(因)과 연(緣)의 상호관계에 의해서 끊임 없이 생멸하므로 영구불변의 독자적인 본성, 즉 자성(自性)을 가진 존재는 없다는 것이 부처의 가르침이 핵심사상이다. 부처는 깨달음을 얻은 후 5단계에 걸쳐 대중에게 깨달음의 지식을 전파했다. 최초는 화엄시다. 다

2) 의로서 만들어진 몸으로 법신(法身)이라고한다.

음은 녹야원시로 아함경종류를 8년간 설파했다. 다음은 방등시로 유마경, 능가경, 능엄삼매경, 승만경등 대승경전을 8년 설파했으며 마지막으로 법화시로 법화경을 8년간 설파 후 해탈하였다고 한다. 부타가 해탈한 후 제자들에 의해서 설법이 전해지게 되었다.

인도 불교사에서는 보통 원시, 부파, 대승, 밀교시대의 4가지로 구분한다. 원시, 부파, 대승불교까지를 현교라고하고 대승불교 이후에 있는 불교를 비밀불교라고하는데 비밀불교를 밀교라고 한다. 따라서 불교는 현교와 밀교로 나뉜다고 볼 수가 있다. 다시 말하면 현교란 부타가 그의 제자들에게 설하신 사성제와 팔정도를 포함한 일반 대중이 이해할 수 있는 교설을 말하고 밀교는 현교수련자중 탁월한 능력의 수행자로 하여금 부타가 되는 깨닫는 방법을 전수하도록 하였다고 한다. 현교의 가르침은 번뇌를 털어내는데 쓰는 약으로 비유하고, 밀교라는 진언의 가르침은 아주 오래된 먼지에 쌓인 성불의 보물창고의 잠긴 문을 연다고 비유한다. 이는 현교는 번뇌망상을 버리는데 쓰는 약이라면, 밀교는 성불을 여는 열쇠라고 볼 수가 있는 것이다. 그리고 현교는 출발점이 스스로를 중생(無明)이라고 생각하고, 밀교는 출발점이 자기 스스로를 부처님(明)이라 생각하는 큰 차이를 나타낸다.

밀교는 부처의 아들 라훌라에게 전수되었고 라훌라 수제자 파드

마 삼바하는 티벳으로 건너가 토속종교를 장악하고 티벳불교의 뿌리가 되었다. 티벳에서는 연꽃에서 태어난 부처의 환생이라고 하여 연화생 대사라고불린다. 이후 티벳 밀종은 5대파로 분류되어 현대까지 전해지고 있다. 달라이라마는 5대파 중 황교파의 교주다.

국내 불교는 대승위주의 현종중심의 교리가 전해져 현재까지 나름대로 독창적으로 발전되어 한국불교가 되었다. 국내에는 아쉽게도 밀종이 전파되지 않았고 최근에 와서 일부 종파에서 밀교의 일부를 받아들여 수련에 활용하고 있다. 따라서 조사들의 선문답을 화두(話頭)로 정형화된 간화선(看話禪)수련을 중심으로 하는 독특한 한국불교가 주류를 이루고 있다.

현종의 주요 수행경전은 안반수의경, 능엄경, 화엄경, 반야심경, 금강경등이 있다. 한국의 대표적인 조계종은 금강경을 주요경전으로 삼는다.

이중 안반수의경은 호흡법에 관련된 수련법이다. 능엄경은 여래장과 법륜과 단과 출신관련 수련법이 소개되어 있다. 이중 안반수의경은 현종의 핵심수련법을 모두 담고 있으며 능엄경은 밀종수련법이 담겨있으나 대부분 은유법으로 기록되어 해석하는 수련자들이 거의 없다. 이중 안반수의경과 능엄경 수련법을 간단히 소개한다.

1) 안반수의경 수련법

안은 들숨, 반은 날숨으로 호흡수련에 관한 6단계를 소개하고 있으며, 6사(6事)라고한다. 수식, 상수, 지, 관, 동, 환, 해명에 드는 정등이다. 소승불교에서는 육사중 수식, 상수, 지관을 통틀어 사마타, 위빠사나 수행중심이론으로 삼고 있다.

(1) 수식(數息) : 숫자를 세면서 집중하는 것으로 호흡감지, 공의 경지에 들어감, 기의 감지가 있다.

(2) 상수(相隨) : 수식을 오래하다 보면 몸과 마음이 안정되어 호흡과 마음이 동화되어기가 오는 것을 느끼게 되고 온몸이 후끈거려 2선정에 드는 시기다.

(3) 지(止) : 빠알리어인 사마타(samatha)는 우리말로 고요함, 맑음, 평온이라는 의미로 불도를 닦기위해 정신을 한가지에 집중한다는 의미로 집중명상이라고한다. 사마디(samadhi)는 집중, 삼매, 선정(禪定)의 의미로 사마타수련을 통해 사마디가 나타나므로 사마타수련하면 사마디를 포함하는 개념이라고 할 수가 있다. 목적은 마음의 평온과 고요함을 얻는데 있다. 방법으로는 오온(색수상행식-色受想行識)과 육근(안이비설신의-安耳鼻舌身意)의 주객이 일시

적으로 통일된 고도의 정신집중이도고 몸과 마음이 안정을 찾아 고요하고 정적한 상태이다. 이는 하나의 대상에 집중함으로써 이루어지는데 불가에서는 4선정이 있다. 1선정은 번뇌가 사라지고 육체적 정신적 즐거움이 산생되는 단계, 2선정은 관념이 사라지고 선정에 들어 묘한 즐거움이 산생되는 단계, 3선정은 공의 상태에 접어들어 육체적인 기쁨은 사라지고 정신적인 기쁨을 느끼는 단계, 4선정은 일체의 잡념이 사라진 청정한 경지에 이르는 상태를 말한다.

(4) 관(觀) : 관은 팔리어로 위빠사나라고 하며 일상생활시 몸과 마음이 분리되지않도록 매순간에 집중함으로써 마음챙김을 통한 진정한 건강과 깨달음에 이르도록 한다는 수련단계이다. 현대인들은 대부분 스트레스로 힘들어하고 있다. 매순간 자신의 업무나 성공, 명예, 돈버는일에 집중하느라 몸과 마음을 챙기지 않고 살아가는 경우가 대부분이다. 따라서 몸과 마음이 분리되어 생활함으로써 질병등 각종 문제가 발생된다고 본다. 매순간 자신이 하고 있는 일에 집중함으로써 이원성을 회복하고 진정한 깨달음에 이를 수 있다고 한다. 집중대상은 자신의 몸에 대한 집중, 느낌에 대한 집중, 마음에 대한 집중, 담마에 대한 집중이 있는데 매순간

자신이 하고 있는 현재에 집중하는 수련법을 말한다. 관법은 미국의 존카바진에 의해 스트레스를 해소하는 명상법으로 MBSR로 발전되어 병원등에서 실시한결과 많은 효과가 입증되었다고한다. 국내에도 보급되어 수련에 활용되어지고 있다.

(5) 환(環) : 반전, 거꾸로 돌린다는 의미다. 관, 즉 위빠사나로 생긴 에너지는 가만히있으면 유통되지 않는다. 병의 근원이 된다. 따라서 이를 운행시켜야 질병이 발생되지 않는다. 도가에서는 운기법으로 소주천, 대주천이라고한다.

(6) 정정(靜) : 무의법으로 몸과 마음이 청정하여 숨은 쉬는지 안쉬는지를 모르는 상태로 무의경계다.

2) 능엄경에 의한 수련

능엄경은 부처와 그의 사촌동생인 아난과의 대화로 중국에서 가장 늦게 번역된 불경으로 법륜을 돌리는 법과 상근기를 닦는 비밀이 들어 있는 중요한 수련경전이다. 능엄경에 기록된 은유법은 밀종수련의 핵심이 들어있다. 능엄경에서 은유로 사용되는 용어는 장밀공수련법의 차크라와 중맥수련과 일치한다. 필자는 능엄경 수련법이 밀종수련법의 정화를 담고 있다는 것을 최초로 밝힌다. 지금까지 은유를 해석하지 못하고 수련에 적용하지 못한 수련자들은 장밀공을 열심히 수련하면 최상승공법인 능엄경을 터득할 수 있을 것이다. 능엄경에는 다음과 같은 주요 수련법이 소개되어 있다.

(1) 법륜이 생기는 원리

법륜은 바퀴모양을 의미하며 요가의 차크라 개념과 비슷하다. 능엄경에서는 차크라가 발생되는 원리가 설명되어 있다. 먼저 밝음과 허공과 삼매를 깨달으면 최초로 풍륜의 차크라가 만들어진다고 하였다. 다음은 법륜을 견고하게 세우기 위해 지륜인 금륜이 만들어지고 풍륜과 금륜이 마찰하여 불이되어 화륜이 만들어지고 다음은 수륜이 만들어지며 불과 물이 교류하여 종자가되고 차크라가 형성되면 공의 경지에 들어가게되고 도의근본인 무의세계에 들어가면 법신이 생겨 시공을 초월한다고하였다. 법륜은 도가의 단전개념과 유사하다. 축기법을 통해 단전을 만들 듯이 법륜역시 수련을 통해 만들어 진다고 하였다.

(2) 상근기를 닦는 비밀

상근기를 닦는 비밀은 다음의 은유로 표현하여 도력이 낮은 일반인들은 그뜻과 의미를 알 수 없도록 하였다. 다음의 은

유는 중맥을 여는 방법을 은유적으로 설명한 것이다. 은유의 해석은 본책자의 고급기공수련을 하면 스스로 터득할수 있으니 별도의 해석은 하지 않겠다.

"만약 말세에 사람이 도량을 세우고자 한다면 먼저 눈덮인 산에서 큰힘을 가진 흰소를 구해야한다. 이소는 오직 눈덮인 산의 맑은 물만 마시고 그산에서 나는 좋은 향초만 먹어서 그 똥이 미세한데 그똥을 취하여 전단향과 골고루 섞어서 그땅에 발라야한다"

(3) 기단 만드는법

기단을 만드는 법 역시 고도의 은유법을 사용하였으므로 일반인들이 알수 없도록 되어 있다. 여기서 기단은 단전에 축기하는 방법을 은유적으로 설명한 것이다.

"소의 젖을 가져다가 16그릇에 담아 젖으로 떡을 만들고 사탕과 유병과 유무와 소합기름과 밀강과 순소와 순밀을 섞어서 10그릇을 만들어 연화밖에 둘러놓고 모든 부처님과 큰 보살들에게 공양하라"

3) 기타경전에 의한 수련법

(1) 반반야심경, 금강경등을 수시로 암송함으로써 수련한다. 반

야심경과 금강경은 수련시 나타나는 현상과 마음가짐을 설명한 경전이다. 핵심사상은 공(空)이론이다. 수련의 공력이 높아지면 반야심경의 경지에 이를 수가 있다.

(2) 6육바라밀 수행 : 6도법이라고 하며 깨달음을 향한 실천덕목으로 깨달음을 얻고자하는 모든 보살은 반드시 실천해야 할 수행법이다. 바라밀은 파라미타의 음역으로 완성 또는 피안에 이르다는 뜻으로 피안에 이르기위해서는 반드시 6가지를 실천해야 한다고 한다.

① 보시(布施)바라밀 : 인색한 사람은 하늘나라에 갈수가 없으며 어리석은 사람은 베풀 줄 모른다고 한다. 현명한사람은 베푸는 것을 좋아하며 그의 선행으로 더높은 세상에서 행복을 누리게 된다고 한다. 세부적인 보시수행은 재물보시, 법보시, 무외보시가 있다. 음식보시, 생명보시, 물질보시, 힘보시, 즐거움보시, 말보시의 효과가 있다.

② 지계(持戒)바라밀 : 계율을 잘지켜 악업을 짓지 않고 몸과 마음을 청정하게 하는 것을 말한다. 다른 사람의 결점을 일절 보지말고 자신의 잘못을 반드시 되돌아보는 삶으로 업을 짓지 않도록 생활한다.

③ 인욕(忍辱)바라밀 : 다른 사람이 주는 치욕이나 모욕을

잘 참아 보복할 생각을 하지 않는 것을 말한다. 성내는 자에게 자비롭고 불쌍한 마음을 갖는 것을 말한다. 참지 못할 것을 참는 것은 만복의 근원이라고 했다. 또한 이익, 손해, 비난과 명예, 칭찬과 원망, 괴로움과 즐거움등 8가지 사람의 마음을 흔들어 놓는 것을 참는 것도 수행이다. 탐냄과 성냄은 수련자는 반드시 주의해야한다.

④ 정진(精進)바라밀 : 끊임 없는 노력으로 정법수행에 힘쓰는 것을 말한다. 모든 착한 일에 대하여 게으른 생각을 내지 않으며 뜻을 굳게 세워 겁내고 약한 생각을 멀리 던져버리고 과거 오랜 옛날부터 갖가지 몸을 받으면서 온갖 고통만을 받아 아무런 이익도 없었음을 통감하며 모든 공덕을 골고루 닦아 나와 남을 이롭게 하여 고통에서 속히 벗어나려고 노력하는 수행이다.

⑤ 선정(禪定)바라밀 : 마음을 하나의 대상에 집중하여 전혀 동요가 없는 상태를 선정이라고 한다. 선정을 삼매라고도 하는데 나와 대상이 하나가 되어 맑고 고요하며 흔들림 없는 경지를 말하며 육바라밀의 근거가 되는 반야바라밀로 나가기 위해서는 반드시 선정바라밀을 닦아야한다.

⑥ 반야(般若)바라밀 : 선정을 통해 얻어진 것으로 지혜의

완성이다. 여기서 말하는 지혜는 공의 지혜로 깨달음을 향해 나가는 실천적 지혜를 말한다.

이상과 같이 불교의 교리와 수련법을 살펴보았는데 불교교리는 최상의 마음수행법이라고 할 수가 있겠다. 국내의 현종은 대중의 교화를 위한 교리위주로 발전되었고 밀종은 부분적으로 유입되어 수행되고 있다. 지금까지 현종위주 소개를 하였는데 장밀 기공편에서 밀종편을 설명하도록 한다. 장밀기공은 티벳의 5개의 밀교파중에서 그들이 수련하는 가장 핵심적인 공법을 모은 수련법을 장밀기공이라고 한다. 장밀기공은 최상승공법이며 대부분의 중국 고급공법들이 장밀기공의 수련법을 모방하거나 일부 응용하여 발전되었음을 알 수가 있다.

3. 요가수련법

국내에서 요가는 역사가 깊지 않으나 최근에 요가명상이 급속도로 발전되어 국내의 수련의 중요한 영역을 차지하게 되었다. 따라서 기공을 수련하는 사람들은 요가수련에 대한 깊은 통찰이 있어야한다.

요가수련의 목표는 자기를 알고 자기를 완성하여 불생불멸의 경지에 이르는 것이 수련의 목표이다. 부처도 요가수련을 했던 것으로 기록되어 있다. 요가의 명인으로서는 인도의 전통적인 인격신 시바는 최초의 요가 창시자이며 크리슈타는 고대의 요가스승이다. 파탄잘리는 고전요가의 대이론가로 알려져 있다. 파탄잘리의 요가경의 8단계 요가수행법 중 7단계인 명상은 불경을 통해 중국에 건너간 후 불교의 선이 되었다고 한다.

이처럼 요가는 불교수련에 큰 영향을 미쳤다. 불교의 창시자 석가모니도 출가 후 6년 동안 요가에 입문했다. 그중 카알라마와 라마빠드라에게 요가를 배웠다고 한다. 요가수행자들은 요가수행을 석가가 수행했다고 하여 최고의 수행법으로 생각하고 여기고 불교역시 요가가 뿌리라고 여기고 있으나 분명한 차이가 있다. 석가는 깨달음에 이르기 위해 요가를 선택하여 6년간 고행을 하였으나 실패했다고 했으며 결국 보리수나무 밑에서 자신만의 수행법으로 49일만에 깨달음에 이르렀다. 따라서 요가를 수행하기는 하였으나 요가행법으로 깨달음에는 이르지 못했다는 것을 알 수가 있다. 부처가 깨달음의 도구로 사용했던 수련법은 밀종수련법이라고 추론할 수가 있다. 하지만 요가는 분명 가장 역사가 깊고 불교나 도가수련법등에에 다소 영향을 끼친 수련법이며 오늘날에는 전 세계적으로 보급되어 보편적인 명상법으로 알려지고 있다. 대표적인 인물로서 우리에게도 널리 알려진 라즈니쉬, 요가난다, 마하리쉬, 사바난다 등이 있다.

요가라는 말은 유즈(yuj)라는 어원에서 나온 것으로 기원전 13세기경에 쓰여진 인도의 최고경전인 리그베다의 문헌에 나온다. 유즈라는 말은 결합을 뜻하며 삼매(Samadhi)라는 뜻이 있다고한다. 또한 문자적의미로는 '자아 완성의 길' 이라는 의미를 담고 있다. 요가는 신을 경배하는 소마의식에서 비롯되었다고 한다. 요가내용은 파탄잘리 마하라시에 의해 고대로부터 내려오는 내용들을 BC 4-5세기경에 편집된 요가수트라라는 경전이 성립된 후 요가고유철학과 사상을 갖추고 발전되어 왔다. 요가의 주요경전은 BC13-6세기경의 리그베타, BC14-10세기경의 마하바라타, BC8-3세기의 우파니샤드, BC4-5세기 요가슈트라, AD1-2세기경의 바가바드기타등이 있다.

삶이 보다 온전해지려는 요가의 추구는 다양한 삶의 요소와 다단계의 삶의 유형 때문에 요가의 종류 또한 매우 많다.

1) **즈나나요가** : 지식의 요가. 참된 자아를 찾아가는 데 필요한 지식을 터득함으로써 요가의 경지 즉 합일에 이르게하는 요가수행법이다.
2) **크리아요가** : 행사요가라고하며 공부, 노력, 염사등을 합한 것으로 목욕하고 옴(OM)소리를 내며 단식, 호흡, 체위등 고행적 노력을 한다.

3) **만트라요가** : 진언요가라고 한다. 만트라, 즉 주문을 통해 대우주의식과 합일에 이르고자 한다.

4) **카르마요가** : 행동요가라고한다.

5) **탄트라 요가** : 의식확장요가라고 한다. 사물에 대한 의식확장을 통해 마음을 자유롭게한다.

6) **하타요가** : 생리요가라고 한다. 몸과 마음의 균형을 중시하며, 흔히 우리가 요가라고말하는 체조 중심의 요가가 하타요가다.

7) **박티요가** : 헌신의 요가. 지고한 신에 대한 헌신과 구루(스승)에 대한 절대 복종과 헌신으로 진리에 이르는 길이라고 한다.

8) **라자요가** : 명상요가라고 한다. 자세, 호흡, 정신집중, 삼매등을 추구하며 심리적 명상요가에 속한다.

이처럼 요가는 수행목적과 방법에 따라 다양한 요가수련법이 발전되어 왔다. 이처럼 많은 요가 행법이 있으나 하타요가에서 수행하고 있는 개념들은 수련에 있어 매우 중요하다. 프라나, 쿤달리니, 나디, 7차크라, 에너지장 이론이다. 프라나는 우리가 말하는 기와 같은 개념이다. 프라나는 공기, 음식, 물, 태양광선, 물질등의 모든 형태에서 내뿜어지는 에너지의 섬세한 형태라고 할 수가 있다. 프라나는 유체와 영체를 연결시켜주는 고리이며 유체의 나디안에서 흐른다고한다. 나디는 72,000개의 나디가 있다고한다. 모든 나디중에서 가장 중요한 것은 수슘나관으로 생리적으로는 척추관에 해당된다. 수슘나관 좌측과 우측에는 이다(Ida)와 핑갈라(Pingala)가 있다. 좌측은 달을의미하고 우측은 해를 상징한다고한다. 이다가 개발되면 치유자가 되고 핑갈라가 개발되면 예언자가된다고한다. 이들 이다와 핑갈라는 나선형으로 수슘나관을 돌며 위로 상승하며 잠자는 큰달리니가 깨어날 때 수슘나관을 통하여 일곱차크라로 상승하기 시작한다고 한다.

7차크라는 유체에너지의 중심으로 각차크라는 고유의 색상과 꽃잎이 있고 기본원소인 소리가 있다고 한다. 요가수련에서 호흡법과 각동작인 무드라를 통해 차크라를 개발하고 쿤달리니를 각성시키는 것을 목표로 하고 있다. 이와 같은 개념들은 수련과 치유에 깊은 통찰력을 제공해주고 있어 갈수록 중요성이 더해가고 있다. 하타요가의 핵심이론은 티벳의 밀종에 깊은 영향을 끼친 것으로 보인다.

제2장 기공수련 기초이론

- 수련자의 명심보감
- 우주의 불변법칙에 관하여
- 마음의 구조와 작용
- 기감 유형설
- 인체 초레이다설 및 소립자 지능설
- 기공의 정의 및 특성
- 기공의 3요소
- 인체의 정기신과 3단전

제2장 기공수련 기초이론

• 수련자의 명심보감

1. 수련자의 명심보감

기공이나 종교단체에서는 나름대로 반드시 지켜야할 사항에 대해 언급한다. 불가수련에서는 8정도를 계정혜라고 보고 반드시 계율을 지킴으로써 선정에 들어갈 수 있고 선정에 들어가야 지혜와 깨달음을 얻는다고 하고 있다. 또한 육바라밀수행중 2번째 계율인 지계바라밀로 계율을 잘지켜야 악업을 짓지 않고 몸과 마음을 청정하게 하여 깨달음에 이를 수 있다고 하였다. 기독교에서는 10계명을 만들어 준수하도록 하고 있다. 국선도에서는 정시, 정각, 정도, 정행, 정심의 5가지를 매수련 전 반드시 복창하여 마음속에 새기도록 하고 있다. 불가기공의 장밀공에서는 계살(戒殺), 계도(戒盜), 계음(戒淫), 계망(戒妄), 계주(戒酒) 등 5가지를 반드시 지킬 것을 강조하고 있다. 계율은 법과 같다. 사회에 법이 없다면 사회질서가 확립될 수가 없다. 수련에 있어서도 법이 없다면 공이 오를 수가 없다. 따라서 계율은 행동을 제한하는 것이 아니라 정신건강에 필수적인 사항이며 몸을 단련하는 중요한 수련법이라는 것을 인식할 필요가 있다. 다음은 수련자가 일반적으로 주의해야할 사항이다.

1) 남녀음식에 주의한다.

남녀음식의 4글자는 수련자에게 매우 중요한 의미를 갖는다. 먼저 앞의 두글자인 남녀문제이다. 수련자는 100일 축기 과정을 통해 정을 만드는 것이 수련의 시작이다. 남녀문제가 복잡하고 문란한 성생활을 한다면 정이 소실되어 수련에 필요한 단을 형성할 수가 없을 것이다. 수련하면 정이 산생되고 정력이 강화되기 때문에 일반적으로 함부로 성생활을 하여 에너지를 낭비하기 쉽다. 성생활도 절도가 있어야한다. 또한 불건전한 남녀관계는 엄금해야한다. 반드시 성생활 후에는 하단전 축기법을 통해 정을 보충해야한다.

다음 음식문제이다. 수련자는 매운맛을 내는 파, 마늘, 연부추, 향채, 정구지등은 오훈이라고 하여 뇌를 자극하고 탁기를 발생 한다고 하여 금지시키고 있다. 또한 고지방식 식사, 기름기가 있는 음식은 피가 끈적끈적해지고 모세혈관이 막혀 세포에 산소공급이 안되므로 각종 생활습관병을 유발하는 근본 요인을 제공하게 된다. 또한 과식은 스트레스와 과로와 병행하여 건강에 가장 치명적인 활성산소를 일으키는 주요인이다. 활성산소는 유전자, 노화현상, 세포파괴의 주범으로 암등 난치성 질환을 일으키는 가장 주요한 요인이다.

2) 24시간 연공자세를 갖춰야한다.

수련에는 입세수련과 출세수련이 있다. 입세수련은 생활인들이 정상적인 생활을 하면서 남는 여가시간을 활용해서 수련하는 방법을 말한다. 출세수련은 가정을 떠나 일정한 곳에서 득도를 위해 수련하는 방법이다. 출세수련은 일상생활의 부담이 없으므로 오직 수련에 전염할 수가 있으나 입세수련을하는 일반인들은 생활을 하면서 수련해야 하기 때문에 수련의 진도가 매우 느릴 수밖에 없다. 따라서 24시간 연공자세를 취해야 뜻을 이룰 수가 있다. 일하면서, 놀면서, 잠자면서도 연공이 가능하다.

일하면서 수련한다면 보다 피곤하지 않고 능률을 높일 수가 있다. 필자 역시 2시간정도 집중수련외에 일할 때나 산책할 때나 잠잘 때나 연공하면서 생활하고 있다. 필자의 경험으로는 입세수련만으로도 충분이 원하는 목표를 달성할 수가 있다고 본다. 본책자에 소개된 수련법은 일상생활에도 연공할 수 있도록 되어 있다. 고급공법은 의념수련이다. 수련이 습관화되면 나중에서는 특별한 수련을 하지 않아도 의념이나 자세만 취해도 수련이되는데 처음에는 내가 수련을 하지만 나중에는 기가 나를 수련시켜주게 된다.

3) 수련장소, 시간, 복장등이 중요하다.

바람이 많이 부는 곳에서 정좌하면 감기가 걸리기 쉬우므로 삼가야한다. 수련시 향불을 피우는 것은 실내공기를 정화하므로 도움이 된다. 수련장소는 가정에 별도의 장소가 있다면 좋지만 형편이 여의치 않는 분들은 거실 등 수련할 수 있는 곳을 별도로 지정하여 활용 하도록 한다. 수련시에 필요한 방석이나 수련복장은 별도로 준비한다. 공능이 빨리 오르려면 수련장소, 방석, 옷을 고정하는 것이 중요하다. 기는 축기성이 있으므로 수련했던 장소나 방석 옷에 기가 쌓이기 때문이다. 또한 환자를 치료시 수련방석이나 수련 장소에 앉아만 있어도 에너지장에 의해 치료되는 경우가 있다. 방석은 10센치 정도 두꺼운 것이 좋고 방석가운데 태극문양이 들어간다면 좋다. 복장은 자신에게 편한 생활 한복 등을 구입하여 수련시 착용하는 것이 도움이 된다. 수련시간은 틈나는 대로 하는 것이 좋으나 아침 기상시나 취침 전 각 1시간정도 꾸준히 집중 수련하는 것이 도움이 된다.

4) 정서가 불안할 때 수련을 피해야한다.

정서가 불안전할 때 수련하면 질병이 발생될 수 있다. 화가났을때는 피해야한다. 정서가 불안전할때는 쉽게 입정이 되지 않는다. 이런 경우 걷기공을 한다든지 산책을 하는 것이 도움이 된다. 일반인들은 쉽게 감정에 치우치게 되나 수련이 진척이 될수록 7정을 마음대로 조절할 수 있게된다. 미움도, 분노도, 슬픔의 감정도 모두 마음먹기에 달려 있다. 우리는 대부분 사소한것에 감정이 동요되며 싸우거나 화를 내면서 살아가는 경우가 대부분이다. 한번 화를 낼때마다 인체에 많은 독소가 쌓이게 된다. 심지어 화가날 때 쌓인 독소로 생쥐 수십마리를 죽일 수 있다는 실험을 한경우도 있다. 기공의 측면에서는 종양은 놀란기, 화난기, 비감의기들이 쌓여서 만들어진 덩어리라고 본다. 일반인들은 자신의 감정을 다스리지 못하고 스트레스를 느끼므로 암, 결석등 종양이 발생되는 것이다.

인간이므로 화가날수도 놀랄 수도 비감할 수도 있다. 특별이 마음단련이 부족하고 승화하는 마음자세가 부족하다면 화를 입김으로 3번씩 나누어 체외로 뱉어버리면 체내에 독소가 쌓이지 않게 된다.

5) 지나치게 공을 추구하면 안된다.

연공할 때 급하게 높은 공능을 추구하면 안된다. 마치 작은 전구에 과도한 전압을 가하면 산산조각이 나는 것처럼 수련자의 신경이 우주의 전류를 받기에 준비가 되어 있지 않으면 전세포가 불길에 쌓여 타버릴 수도 있을 것이다. 따라서 단계별로 공을 높여가야한다. 높은 공능이 나오려면 상단전의 송과체가 격발이 되어야한다. 축기과정을 무시하고 상단전수련을 먼저 한다면 에너지고갈로 주화입마에 들기가 쉽다.

또한 수련시 빛이나 영상을 보기를 추구하면 안된다. 정확한 방법은 '과거의 것을 생각하지말고(過去不思), 지금것을 몸에 넣지말고(現在不住) 미래를 인도하지 말라(未來不引).' 만약에 보기싫은 전경이 나왔을때 '비(狉)자의 결로 그를 물리친다.' 연공은 꼭 경송자연(勁松自然)이 무위하게 해야 한다.

6) 수련법을 의심하면 공이 오르지 않는다.

본수련법에서 전수하는 공법은 최고급공법으로 비교적 가단한 수련법이다. 의심하면 공이 오르지 않는다. 진정한 대도는 매우 간단하고 배우기 쉽다고 하였다. 수련법과 스승에 대한 확실한 신뢰와 믿음은 고차원으로 진입하는데 필수조건이다. 또한 일부 수련생들은 자신의 수련법을 의심하고 다른 수련법을 병행하는 경우가 있는데 절대 공이 오르지 않는다는 것을 알아야한다. 대부분의 수련자들은 자신은 많은 공법과 여러 가지

수련을 했는데도 큰 효과가 없었다고 하소연하는 경우가 많다. 많은 공법보다 한가지 공법이라고 공을 드리고 믿음과 신뢰를 가지고 꾸준히 수련하면 반드시 성과가 있게된다.

7) 주화입마를 조심해야한다.

주화입마는 하단전에 축기가 부족한 상태에서 상단전을 의수하거나 지나치게 집착하면 발생된다. 또한 도고마장이라는 말이 있으므로 반드시 자신을 보호할 수 있는 대책을 강구하고 수련에 임해야한다. 주화입마는 수련을 하지 않더라도 최면이나 기공 공개강좌 등에 참석하여 발생되는 경우도 있다. 또한 검증되지 않는 공법을 수련할 경우 대부분 주화입마에 시달리거나 정신적인 피해를 입게 된다.

8) 고명한 스승을 만나야하고 시달림을 감수해야 공능이 올라간다.

기공을 배우려면 고명한 스승을 만나야하며 스승 역시 고명한 제자를 만나야 한다. 고명한 스승이란 명성이 높은 스승만을 의미하지 않는다. 일부 수련지도자들 중에서는 수련보다는 사업에 재질이 있어 큰 조직으로 발전시킨 경우도 있다. 또한 경쟁상대를 세력이나 힘으로 몰아내고 자신이 수련조직의 장이

되어 유명인으로 활동하는 사람들도 많이 있다. 이런류를 구별할 줄 알아야한다. 이 분야에서 묵묵히 열심히 수련하는 고명한 스승을 만나야 한다. 진짜 스승을 만나려면 외모나 연령이나 사회적 지위를 보지 말아야 한다. 또한 올바른 스승을 만나거든 시달림을 잘 견뎌야 한다. 스승은 여러 가지 방법으로 제자의 사람됨을 시험하게 된다. 잡일을 시킬 수도 있고 다소 무리한 요구를 할 수도 있다. 시달림은 스승과 제자사이에 공의 상태를 조절하기 위해서이다. 시달림을 참지 못하는 사람은 높은 공을 받을 연분이 없는 것이다.

스승으로 모시려면 제자로서의 자세와 역할이 요구된다. 스승을 진정으로 존경하고 낮은 자세로 임해야한다. 스승과 동일하게 행동하면 기술은 배울 수 있으나 공능은 가져갈 수가 없다. 공능은 심전법에 의해서 전수되기 때문이다. 아무리 많은 수련을 해도 공능이 오르지 않는 것은 스승으로부터 심전법에 의해 공능을 전수 받지 못했기 때문이다. 세상에 올바른 스승이 없다고 했는데 올바른 제자가 없기 때문이다. 하루의 스승도 종신토록 아버지로 섬기라는 말이 있듯이 겸손과 근신으로 스승을 모셔야 한다.

9) 덕을 갖추는 것은 고층차에 오르기 위한 필수조건이다.

수련에 있어서 관건은 입정이다. 입정수련을 잘하려면 마음이 편해야한다. 평소에 나쁜 일 만하고 마음이 꺼리는 행동을 하고 산다면 마음이 편할 수가 없을 것이다. 욕을 많이 먹어야 오래 산다고 하는말이 있는데 파동의 원리를 모르기 때문이다. 세상의 변하는 않는 법칙중의하나는 뿌린대로 거둔다는 인과법칙이다. 당신이 다른 사람에게 마음의 상처를 주었다면 당신도 반드시 똑같은 일을 당하게 된다. 많은 사람들로부터 지탄의 대상을 받는 사람들은 많은 사람들로부터 염력공격을 당하게 되어 자신은 편하다고 할지 몰라도 당신의 영혼은 다른 사람들의 염력 공격으로 하루도 편하게 살수가 없게 된다. 염력이 비교적 높은 사람들의 공격을 받으면 심지어 생명에 위험을 가져올지도 모른다. 이유 없이 사고가 나고 일이 잘 안 풀리는 사람들은 보이지 않는 미세신의 공격을 받아서 일어난 경우가 많다. 기공수련을 하려면 지금부터 덕을 쌓는 것부터 시작해야 한다. 덕을 쌓는 것은 다른 사람들에게 원한을 짓지 않아야하고 무의식속에 쌓여있는 과거나 전생의 원한도 모두 제거 해야 된다는 것을 의미한다.

10) 수공태에 관하여

수공태는 기를 받는 자세라고 볼 수가 있다. 학생들은 교육을 받을 자세가 되어 있어야 학업능률이 오른다. 선생은 학생들에게 교육시킬 준비와 자세가 되어 있어야한다. 수련계에서는 공을 받을 수 있는 자세를 매우 중요시 여긴다. 수련자들은 대부분 수련의 질에 따라 공능이 다를 수밖에 없다. 공을 전수하는 방법에는 여러 가지가 있다. 먼저 책자를 통해서 전수하는 것이 일차적이다. 책속에도 스승의 공능이 있다. 수련생중에 사법 수련을 하다가 주화입마가 되어 고생하다가 필자의 책자를 구해 머리맡에 두었더니 마가 없어졌다는 학생들도 있었다. 스승이 쓰는 책자나 물건에는 스승의 공능이 들어 있다. 스승의 명함을 지갑속에 넣어두는 것도 도움이 될 수가 있다. 특히 스승의 말은 가장 강력한 공력이 들어 있다. 따라서 만권의 책자보다도 스승의 말 한마디가 도움이 된다는 말은 스승의 공력을 직접 받을 수 있기 때문이다.

높은 공법은 대부분 스승의 말에 의해서 직접 전수된다. 본 과정에서 수련중인 축기법이나 소주천, 대주천, 중맥수련역시 스승이 공력을 실어서 학생들에게 직접 전달해주기 때문에 당일에 대부분 개통이 가능한 것이다. 스승의 공력이 높을수록

수련생들은 더빨리 공력을 얻게 된다. 최면요법도 마찬가지다. 최면사의 공력이 강하면 쉽게 최면이 걸리는데 최면사의 공력이 피최면사보다 공력이 약하면 최면에 잘 걸리지 않는다. 최면을 배우기 위해 많은 시간을 투자하였으나 최면을 잘 걸줄 모른다는 학생들이 있는데 방법은 알아도 공력이 부족하다는 것을 잘 모른다. 따라서 최면가로서 활동하지 못하는 것이다. 최면에 있어서 피암시성이 중요한 요소이지만 보다 중요한 것은 최면사의 공력이라고 본다.

수공태에 있어서 가장 중요한 것은 몸을 충분히 이완하고 스승의 주파수에 맞추는 것이다. 보다 중요한 것은 스승을 존경하는 마음을 갖추어야된다. 대부분 학생들은 수공태보다 스승의 공력이나 기력을 실험하는 것을 좋아한다. 따라서 공이 올라갈 수가 없다. 수공태를 취하지 않고서는 수련에 있어서 절대 발전이 없다는 것을 명심해야 할 것이다.

•• 우주의 불변법칙에 관하여

거대한 우주는 일종의 변하지 않는 법칙에 의해서 움직인다. 하늘의 뜻을 따르는 사람은 살아남고 하늘의 뜻을 거역하는 사람은 죽는다는 고서의 말처럼 우주의 법칙을 따르는 것은 자연의 섭리를 따르는 것이다. 수련자들은 자연의 법칙에 의해 순기자연으로 수련에 임해야 한다. 우주의 기원에 대해서는 아직까지 의견 일치가 되지 않았으나 우주 속에는 일정한 법칙이 존재하여 항상성을 유지한다는 것에 대해서는 모두가 동의하고 있다. 다음에서 소개하는 8가지법칙은 현재까지 밝혀진 우주의 자연법칙이다. 인과관계의 법칙, 음양의법칙(대립의법칙), 공명의 법칙, 리듬의 법칙, 상사(相似)의법칙, 심성의 법칙, 초지성의 법칙, 사랑의 법칙이 있다. 우리는 자연의 일부로서 자연의 법칙에 순응하여 살아가는 것이 지혜 있는 삶이라고 할 수가 있겠다.

1. 인과관계의 법칙

일종의 우주 정의의 법칙으로 불가에서는 가르마라고 한다. 가르마는 산스크리트 언어로 행동이나 행위를 말한다. 다음구절은 이를 포괄적으로 설명하고 있다.

'신의 창조물에게 네가 행하는 모든 행위는, 그것이 선한 것이든 악한 것이든, 인간을 대상으로 하든 동식물을 대상으로 하든 언젠가는 선이나 악으로 너에게 되돌아 온다' 이를 쉽게 말하면 뿌린 대로 거둔다가된다.

고구마씨를 심으면 고구마를 수확하고 산속에서 바보야라고 소리치면 바보야라는 메아리를 듣게 된다. 분노와 증오의 씨앗을 뿌리면 분노와 증오의 씨앗을 거두게 된다. 인간은 현생이든 전생이든 생각과 말과 행동으로 많은 죄를 쌓고 살아왔고 살아가고 있다고 볼 수가 있다. 수련자들은 더 이상 업을 짓지 말고 남은 생은 업을 갚는데 중점을 두면서 살아가야 된다. 예수가 말한 대로 악을 행한 이들에게 선을 베풀어야 너가 타인에게 행한 행위를 너의 내면에서 극복할 수 있다고 하였다. 우리의 생각, 감정, 말, 행동이 어떤 것들인가에 따라 그에 상응하는 결과가 되돌아 온다고 볼 수 있다. 삶이 힘들고 불공평해 보일지라도 우리는 삶자체를 탓할 수는 없다. 삶 자체는 중립적이기 때문이다. 이는 곧 질서이며 이 질서를 보고 우리는 우리가 어떤 원인을 제공했는지 되돌아 보아야한다.

2. 음양오행의 법칙

음양은 대립의 법칙이라고도 한다. 하늘과 땅, 남자와 여자, 물질과 비물질등 선과 악 등 상반관계에 관한 법칙이다. 선과 악도 개인적,문화적 차이에 따라 다르며 상황변화와 개개인의 인지능력에 따라 수시로 변하게 된다. 유전자의 DNA도 2줄기로 음양으로 구성되어 있음을 알수가 있다. 또한 물질의 최소 소립자도 빛과 파동의 음양으로 구성되어 있다. 현대물리학의 핵심도 음양을 기초로 구성되어 있다. 자연은 음양의 법칙에 기초하여 발달한다. 인간도 음양으로 구성되어 있으며 음양의 균형이 무너질 때 질병이 발생된다. 음양이 조화로운 삶이 건강하고 행복한 삶이고 우주에 맞는 삶이다. 음양의 법칙이 깨질 때 자연은 용서하지 않는다. 오행은 음양에서 분화된 법칙이다. 오행은 상생과 상극의 원칙이 적용된다. 우주의 물질은 5가지의 기본원소로 되어 있으며 5가지가 상호 상생과 상극에 의해 조정되어 균형이 되었을 때 항상성을 유지할 수가 있다. 살아 있는 모든 것에는 오행이 있다. 사람의 신체에도 오행이 있으며 오행이 한곳으로 치우치거나 부족할 때 병이 생긴다.

3. 공명의 법칙

우주의 만사만물은 고유의 주파수를 가지고 있다. 같은 주파수는 지역과 거리에 관계없이 서로 공명한다. 어떤 일정한 음정에 맞추어진 소리굽쇠는 자신과 접촉하는 음들이 같은 주파수대로 같은 화음에 조화를 이루고 같이 진동하도록 한다. 어떤 라디오가 초단파에 맞추어져 있다면 중파를 수신할 수도 없다. 어떤 사람이 화가 나 있다면 그는 사랑을 받을 수도 줄 수도 없는 상태에 놓여 있다. 수련자는 좋은 파동과 항상 공명하도록 주변 환경을 바꾸어야 한다. 공명의 법칙은 일종의 끌어 당김의 법칙이다. 공명의 법칙을 잘 활용하면 수련에서 대공을 쉽게 할 수가 있다. 또한 삶도 그만큼 풍요로워 질 것이다.

4. 리듬의 법칙

리듬은 반복 및 주기와 관련된다. '우리가 시간속에서 앞으로 나아가며 존재한다고 생각하는 것들은 실제로는 반복되는 리듬이라고 한다' '크면가고, 가면 멀고, 멀면 돌아온다' 라고 노자가 도덕경에서 기술하고 있다. 삶과 그에 속한 모든 것들은 나선형의 주기적인 진행 과정속에서 팽창했다가 다시 수축한다. 모든 것이 정해진 때가되면 정반대의 것으로 변하게 된다. 리듬의 법칙도 이러한 맥락에서 이해할 수 있다. 사람의 운명도 작게는 10년, 크게는 30년 주기로 흥망성쇠가 변하게 된다. 대운의 주기라고 한다. 현재 힘들고 고난스러운 삶은 좋은 대운을 만나면 다시 행복한 시절을 맞게된다. 현재 성공한 사람들도 나쁜대운을 만나게되면 실패와 좌절을 맛볼 수가 있다. 리듬의 법칙을 알고 미리 미래를 준비하는 것이 현명한 삶이다.

5. 상사의 법칙

대우주든 소우주든 우주를 지배하는 것은 동일한 법칙들과 동일한 시스템들이다. 태양계가 태양이라는 한 개의 핵을 지니듯 모든 세포와 모든 원자는 한 개의 세포핵과 한 개의 원자핵을 지닌다. 인간의 소우주라고 하듯이 우주를 축소 해놓은 것과 같다. 지구상의 숲과 나무는 에너지를 흡수하고 독소를 우리 삶에서 꼭 필요한 산소로 변환시키면서 냉기, 열기등을 제공함으로써 지구를 보호한다. 우리의 내부와 외부의 경계를 이루는 피부 표면의 모세혈관이나 체모도 같은 기능을 지닌다. 우리의 중추신경은 태양의 흑점 활동주기와 밀접한 관련이 있다고 한다. 태양흑점이 활발하게 활동하는 시기에 지구의 대지진이 발생되고 인간의 충동에너지가 강화되었다고 한다. 우주와 인간은 상사의 법칙에 의해 상호 연결되어 있다. 우주의 건강은 인간의 건강이다. 하루빨리 자연의 법칙을 이해하고 지구와 우주를 살리는 일이 우리를 살리는 일이다.

6. 심성의 법칙

일체유심조라는 말이 있다. 모든 것은 생각의 결과라는 것이다. 따라서 마음먹은 대로 모든 것을 창조 할 수 있다는 이론이 성립된다. 말과 행동과 사건은 생각 속에서 형성된다. 생각은 일정한 전제와 조건하에서 강력한 힘을 발휘한다. 생각의 힘을 단련시키면 엄청난 파워를 발휘할 수가 있다. 생각을 이용해 유리를 깨고 강철을 구부리며, 병을 치유하는 능력을 지니게 된다. 파괴적인 사고도 전달이 가능하다. 생각이 강력한 힘을 발휘하려면 생각의 힘을 키워야한다. 기공수련은 생각의 힘을 극대화시켜준다. 기공수련자들은 생각의 힘을 이용하여 수련뿐만 아니라 자신이 원하는 것을 이룰 수가 있다. 심성의 법칙을 잘 활용 하려면 잠재의식의 특성을 잘 알아야한다. 잠재의식의 특징은 다음과 같다.

1) 잠재의식은 상상과 현실을 동일시한다. 칼사이몬은 이러한 원리를 이용하여 이미지 상상요법으로 암을 치료했다.
2) 에너지를 생산하고 저장, 분배, 전달한다.
3) 입정을 통해 접근이 가능하다.
4) 모든 기억을 저장하고 조직화하고 미해결된 부정0적인 정서를 가진 기억을 억압한다.

5) 모든 학습과 행동, 변화는 잠재의식 차원에서 일어난다.

6) 잠재의식은 우주의식과 공명한다.

7) 잠재의식은 실제 상황이 아니더라도 실제적인 상황처럼 강열한 조건과 이미지-시각화한 것은 무엇이든지 사실인 것처럼 받아드려 현실로 반사한다.

••• 마음의 구조와 작용

기공수련의 궁극적인 목적은 마음을 갈고 닦아 깨달음에 이르는 데 있다. 따라서 깨달음의 대상인 마음을 잘 이해할 필요가 있다. 마음은 육체와 달라 형상이나 구조가 보이지 않는다. 따라서 마음을 정확하게 정의하거나 구조를 찾는다는 것은 매우 어렵다. 따라서 종파나 학자에 따라서 여러 가지로 마음을 정의하고 있다. 마음관련 이론은 최근에는 서양의 심리학자들에 의해서 많은 발전을 이루어왔다. 심리학의 거두라고 할 수 있는 프로이드는 마음을 현재의식과 무의식으로 구분하고 무의식을 본능이 억압된 곳으로 정의함으로써 정신분석학을 출현시켰다. 그의 제자 융은 마음의 또 다른 영역인 집단무의식을 정의함으로써 심리학 발전을 가져왔다.

최근에는 NLP심리학에서는 마음의 구조를 잘 설명하고 있으며 마음의 하위요소인 오감을 조작함으로써 마음을 지울 수도 있고 바꿀 수도 있다고 한다. 인간의 업장과 부정적인 정서가 있는 무의식에 접근하여 기억을 조작할 수 있는 것이다. NLP심리치료에 있어서 무의식의 접근방법은 최면언어를 이용하는 것이다. NLP 심리학은 초고속 마음치료법이라고 할 수가 있다. 기존의 심리학은 많은 시간이 소요되었으나 NLP심리치료는 즉효성이 있다.

이와 같은 서양학자들의 심리학의 발달은 불교의 유식론(唯識論)에서 영향을 받아 발전시켰다고 볼 수 있다. 집단무의식을 발견했던 융은 불교학을 연구하였고 불교관련 서적을 출판하기도 하였다. 불교의 유식론과 NLP심리학을 적용하여 마음의 구조와 작용을 정리해본다. 불가에서는 마음을 8단계로 정의하고 있다. 우리가 오감이라고 부르는 시각, 청각, 후각, 미각, 촉각을 전오식이라고 하며 6식은 의식, 7식은 생각식(마나식), 8식은 저장식(아뢰아식)으로 분류한다. 오감을 표현하고 있는 오온인 색수상행식(色受想行識)과 육근인 안이비설신의(眼耳鼻舌身意)에 부처가 되는 비밀이 숨어 있다고 하여 여래장(如來藏)이라고 한다. NLP심리치료에서는 오감을 기억의 하위요소로 보고 오감을 조작함으로써 기억을 조작함으로써 심리치료에 활용되므로 일명 오감교라고 부르기도 한다. 이런 맥락에서 본다면 NLP심리학자들은 부처가 설파한 깨달음의 핵심인 오감을 가장 잘 활용하는 대표적인 예라고 볼 수가 있겠다.

6식은 의식으로 내부표상체계(Internal Representation)을 말한다. 6식은 지금현재 생각하고 있는 심상이나 표상이다. 심상은 상상이고 표상은 실제 이미지를 말한다. 우리는 지금 이순간에도 수

많은 정보를 오감을 통해서 몸속으로 입력이 된다. 초당 200만비트 정보가 들어온다고 한다. 우리가 보고, 듣고, 느끼고, 냄새, 촉각 등 오감은 외부세계에 반응하여 끊임 없이 정보를 수집하고 있다. 그러나 6식의 의식은 200만 비트의 정보를 한번에 표상할 수가 없다. 마치 컴퓨터 화면 하드디스크에 있는 모든 정보를 모두 표시할 수 없는 것과 마찬가지다. 따라서 의식은 가공된 정보를 심상이나 표상의 형태로 나타나게 된다. 초당 134비트로 문자로는 7개정도가 되는 정보량이다. 초당 200만비트로 들어오는 엄청난 정보는 8식의 저장식(아뢰아식)에 그대로 저장된다. 8식이 있는 저장식은 현재의 기억뿐만 아니라 수많은 전생의 기억까지 빠짐없이 에너지형태로 저장되어 있다고 한다. 저장식은 종자식이라고도하며 신체와 우주와 교류한다고 한다. 또한 윤회의 대상이기도 하다.

저장식에 입력된 정보는 7식인 생각식(마나식)에 의해서 생각이나 계산되어 의식으로 나타나게된다. 생각식에서는 저장식에 있는 기존의 정보와 결합하여 계산되고 판단되므로 일반적으로 의식에 나타난 정보는 왜곡되거나 삭재와 생략, 일반화 과정을 거치게 된다. 7식의 생각식은 무의식적으로 처리되므로 무의식 영역이라고 볼수가 있다. 따라서 6식에 출현한 생각은 일반적으로 불완전한 정보일 뿐 완전한 정보가 아니다. 의식은 저장식과 생각식의 결과라는 것을 인식할 필요가 있다. 과거의 기억이나 경험의 영향을 받아서 생각식에서 조작이되므로 자신의 생각이 진리고 맞다고 주장하는 것은 매우 위험하고 볼 수가 있는 것이다. 자신의 현재의 생각은 왜곡된 생각일 수도 있고 일반화된 생각일수가 있기 때문이다. NLP심리 치료사들은 이러한 왜곡되고 일반화된 불완전한 생각을 바르게 잡아주는 메타요법을 통해 심리치료에 활용된다.

6식인 현재의 감정이나 정서의 상태는 호르몬에 영향을 미치고 생리적 반응을 일으키게 되므로 건강과 질병치료에 매우 중요하다는 것을 인식할 필요가 있다. 우리가 좋은 일을 기억하고 생각할 때는 엔돌핀과 세로토닌등 행복호르몬이 분비되므로 기분이 좋아지게 되고 부정적인 생각을 할 때는 스트레스 호르몬이 분비되므로 근육이 긴장되어 혈액순환 장애를 가져오게 되는 등 즉각적으로 영향을 미치게 된다.

건강과 수련에 직접적인 영향을 미치는 6식은 저장식과 생각식의 결과이므로 건강하고 득도를 이루려면 무의식의 최심부에 있는 8식을 정화시켜야 한다는 것을 알 수가 있다. 8식에 부정적인 정서와 불안전한 기억이 많은 사람은 평생 질병으로부터 자유로

울 수 없을 뿐만 아니라 진정한 행복이나 깨달음을 이룰 수가 없다는 것이 과학적으로 증명되고 있는 것이다. 6식의 의식이 7식과 8식의 영영과 동일하게 되면 깨달음의 경지에 이르렀다고 볼 수가 있다. 수련이란 7식과 8식을 정화하는 과정이라고 볼수가 있다. 과거의 수련은 의식이 8식의 영영에 도달하려면 수십년을 수련하여도 도달하는 사람은 소수에 불과하였다. 수련은 마음수련도 중요하지만 신체수련도 중요하다. 신체의 3맥 7륜과 특수혈을 개통시키면 순식간에 8식에 도달될 수가 있다. 득도하려면 화두나 명상이나 경전외우기만으로는 불가능한 영역이라는 것을 알 수가 있다.

••: 기감 유형설

기공수련하면 많은 사람들이 의구심을 갖거나 혹시 잘못되지나 않을까하는 생각을 하게 된다. 어떤 사람들은 기공수련을 해도 기감을 느끼지 못해 기라는 것은 존재하지 않고 모두 가짜다고 떠들고 다니는 사람들도 있다. 또한 많은 경비를 내고 기공수련을 하였으나 기감을 느끼거나 통하지 않게 되면 속았다고 생각하는 사람들도 있다. 사람의 체질에 따라 기를 잘 느끼는 사람도 있고 잘 못 느끼는 사람들도 있다. 누구나 똑같지가 않다. 일반적으로 기감유형설이라고 하는데 기감유형에는 극민감형, 민감형, 불민감형, 지둔형으로 나눈다. 극민감형은 10%, 민감형은 40%, 불민감형은 40%, 지둔형은 10%가 있다. 이중 지둔형은 아무리 노력해도 기감을 잘 느낄 수가 없는 경우가 많다. 불민감형은 마음을 열고 노력하면 민감형으로 바뀔 수가 있다. 대부분 10%의 기감을 느끼지 못한 사람들은 기를 인정하지 않거나 기공을 미신으로 치부하거나 거부하게 된다. 이런류의 사람들은 대부분 사람을 잘 믿지 못하는 성격의 소유자가 많다. 특히 과학자나 관료에 있는 좌뇌가 발달된 사람들은 대부분 지둔형인경우가 많다.

기를 느끼려면 우뇌가 열려있고 생각의 융통성이 있어야 가능하기 때문이다. 필자도 처음에는 지둔형이었다. 기감을 느끼지 못해 축기법이나 소주천, 대주천하면 무협소설에서나 가능한 것으로 생각했다. 그러나 어느 순간부터 기감을 느끼고 빛이 보이기 시작했다. 자신의 기감유형이 지둔형이라고 해서 실망할 것은 없다. 확신과 믿음을 가지고 개발하면 가능한 것이다. 문제가 되는 것은 자기가 기감과 빛을 보지 못한다고 해서 기를 무시해버리는 것이다. 자기가 느끼지 못하고 보지 못한다고 사실을 부정해버리는 것은 참으로 어리석고 약이 없다.

이런 사람들은 기공수련과 거리가 멀다. 이런 사람들은 수련에도 도움이 되지 않을 뿐만 아니라 오히려 방해하는 사람들이므로 조심해야한다. 또한 일부 종교단체에서는 기를 무시하거나 인정하지 않는 경우도 있다. 기소리만 들으면 경색하는 경우가 있다. 왜그러는 것인가를 조사해보니 다 이유가 있었다. 종교 지도자들이 기를 무서워하고 두려워하기 때문에 신도들에게 교육시킨다는 것이다. 일부 열성적인 신도들은 명상음악만 나와도 불편해하는 경우도 있다. 자신과 파장이 맞지 않다는 것이다. 이제 거짓과 가짜에서 벗어나야한다. 일부 교주들은 신도들이 영적으로 발달되는 것을 원치가 않다. 자신의 손아귀에 넣어서 끝까지 복종시켜야하기 때문이다. 따라서 기공수련을 하면 신도들이 영적으로 발달이 되고 심지어 자신보다 앞설 수가 있게 된다. 따라서 기공수련을 못하게 하는 것이다.

기공수련을 하지 말라는 교시는 성경에도 불경에도 찾아볼 수가 없다. 성서에 사람을 창조할 때 하나님의 기를 불어넣어 생명이 탄생되었다는 문구가 있다. 따라서 성경의 입장에서 보면 기는 곧 하나님이고 생명이다. 기도를 열심히 한 신도들은 어느 순간에 통령공능이 격발되어 하나님을 만날 수가 있고 대화가 가능하게 된다. 기도를 열심히 하면 인간의 기가 증폭되고 파동조절이 가능하기 때문이다. 따라서 열심히 기도하는 것도 기공수련과 다를 바 없다. 하나님을 만날 수 있는 것은 특정한 계층에 있는 사람들만 만날 수 있는 것이 아니다. 기를 부정하는 것은 하나님을 부정하고 생명을 부정하는 것과 마찬가지다. 심성이 깨끗하고 하나님의 뜻을 올바르게 따르는 사람들만이 가능한 것이다. 물이 깨끗해야 물속에 어떤 물체가 있는지를 볼 수 있듯이 심성이 깨끗하면 저절로 보이게 된다. 불경속에서도 마찬가지다. 불경을 열심히 외우고 부처님의 뜻에 따라 자비를 실천하는 사람들은 성불할 수 있게 된다. 기공수련은 종교와 절대 무관하고 오히려 종교수련에 도움이 된다는 사실을 분명히 인식 할 필요가 있다. 기공유형이 지둔형인경우는 기를 운기하는 수련보다는 공력을 키우거나 질병을 치료해주는 공법을 하는 것이 좋다.

∴ 인체 초레이다설 및 소립자 지능설

1. 인체 초레이다설

사람의 인체는 하나의 가장 정밀한 초레이다처럼 접수장치, 발사장치, 자동조절장치, 분석처리장치가 있다. 인간의 8식인 무의식 차원에서는 우주와 통령이 되므로 사람 뿐 만 아니라 식물이나 동물, 미생물의 정보를 입수할 수가 있으며 대화도 가능하다. 무의식적 차원에서는 거리, 시간, 장소의 장애를 받지 않는다. 최근의 과학계에서도 통일장 이론이라고 하여 근본에너지장 상태가 존재한다고 밝히고 있다. 근본에너지장은 인간, 동물, 식물, 바위나 돌등을 모두 하나로 맺어주는 거대한 힘이 존재한다는 것이다. 양자물리학에서는 우주는 정보를 가진 초양자장으로 가득채워져 있다고 하여 근본에너지장의 이론을 뒷받침해주고 있다. 필자는 근본에너지장에 접근하는 방법은 기공수련의 입정이라고 본다. 고급기공사들은 입정을 통해 수백킬로 떨어진 곳의 정보를 수집할 수가 있으며 물질이나 분자구조를 바꿀 수도 있다. 이미 실험을 통해 과학적으로 증명된 사실이다. 인공위성이 발달하고 지구상의 모든 일들을 생중계가 가능한 시대가 되었으나 사람의 능력을 초과할 수는 없다. 지구반대편에 있는 장미꽃 향기를 이곳에서 맡을 수 있으며 심지어 우주의 외계인들과도 통화가 가능하다. 이와 같은 것을 가능하게 해주는 것은 인간은 무의식차원에서 가장 정밀하고 광대한 접수장치와 발사장치, 분석처리장치가 있기 때문이다.

2. 소립자 지능설

소립자 지능설은 부분이 전체를 대표한다는 이론이다. 인간을 소우주라고 하였는데 인간을 알면 우주를 알 수 있다. 또한 인간을 알려면 그사람의 세포하나만 있으면 알 수가 있다. 세포하나에 그 사람의 모든 정보가 들어있는 것이다. 세포이하도 마찬가지다. 원자나 소립자만 있어도 그 사람의 정보를 모두 분석할 수가 있다. 더 이상 쪼갤 수 없는 우주의 원재료를 소립자라고 하였는데 소립자는 퀘크라는 2개의 입자와 이것을 혼합시키는 아교물질인 광자, 중성자, 색입자로 구성되어 있다고 한다. 소립자는 빛, 소리, 파동의 형태로 존재한다. 일종의 기의 상태라고 볼 수가 있다. 극미의 과학이 발전되면 그 사람의 목소리, 기장을 판독하여 그 사람의 정보를 정확히 파악할 수 있는 날이 올 것으로 본다. 지금도 일부 대체의학 장비는 파동을 이용하여 그 사람을 진찰하고 심지어 치료까지 하는 기계가 유통되고 있다.

이미 유전자의학의 발달로 DNA구조만 가지고도 혈통과 그 사람의 질병이나 수많은 정보를 얻을 수 있게 되었다. 우리가 눈을 감고 파동을 맞추면 과거, 미래를 갈수 있을 뿐만 아니라 특정한 사람과 대화하거나 특별한 영상을 볼 수가 있다. 기의 세계에서는 시간이나 장소가 중요한 것이 아니다. 기의 특성중 초광속, 투과성이 있으므로 의념이 가는 곳에 기가 있기 때문이다. 2000년 전의 예수나 2500 년 전의 부처를 보거나 대화하는 사람들은 예수나 부처의 파장을 접수하여 대화하는 것이다. 종교인 들 중에서 종교심이 비교적 높은 사람들은 파장의 형태로 예수나 석가를 만날 수 있다. 일반적으로 꿈속에서 쉽게만 날 수 있는데 잠을 잘 때 인간의 파장이 우주의 파장과 가장 가까워지기 때문에 신호를 접수하는데 유리하기 때문이다. 예수를 만났다거나 부처를 만났다거나 하는 사람들의 말을 정신이상자나 터무니 없는 얘기로 여겨서는 안된다. 그들은 파장의 형태로 예수와 석가를 분명히 만난 것이다. 또한 특별한 사람만 만나는 것으로 여겨서도 곤란하다. 누구나 원리와 법칙을 알고 파동을 조절하면 신호를 접촉하여 대화가 가능하다. 이와 같은 원리를 가장 잘 활용하는 사람들이 무당이다. 무당들은 자신의 파동을 죽은자나 산자에게 맞춰 그들과 대화하여 정보를 산출하는데 활용하고 있다. 무당도 할 수 있는데 일반인들도 못하리라는 법은 없다. 기의 특성상 잔존성이 있다. 파장과 기는 영원히 사라지지 않으며 파장의 형태로 우주공간에 남아 있다. 우리는 파장의 정보에 접근하여 증폭시켜 활용하는 것이다. 우리는 전식능력을 이용하여 시간과 장소에 관계없이 대화하거나 접촉할 수 있다. 그 사람이 현대 사람이 아닐지라도 가능하다.

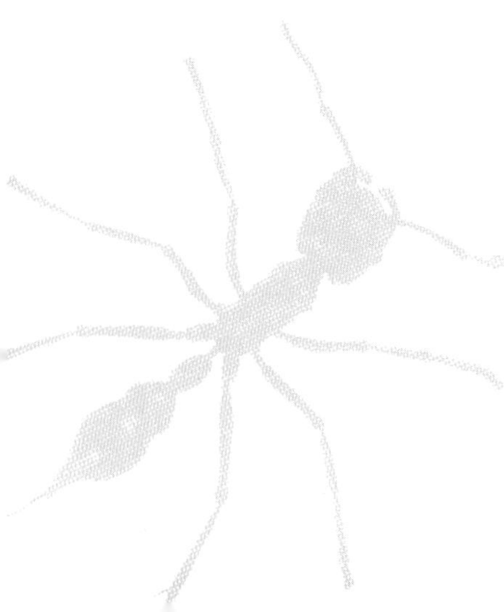

∴ 기공의 정의 및 특성

1. 기의 정의와 만물의 탄생

만물이 탄생되는 원리는 태극 - 음양 - 4상 - 오행 - 8괘 - 64괘(만물)로 발전된다. 태극은 무극이면서 태극이다. 태극을 분리하면 태역, 태초, 태시, 태소로 분류된다. 태역은 아직 드러나지 않는 상태의 기를 말하며 태초는 기의시작이며 태시는 형의시작이고 태소는 질의시작이다.

기에 대한 개념과 정의는 학자들마다 다르고 다양하다. 또한 일부는 기의 존재를 부정하는 학자들 마져 있다. 조선시대에는 학자들은 기(氣)가 먼저인가 이(理)가 먼저인가를 두고 많은 논쟁을 하였다고한다. 서양에서 역시 우주의 본질은 빛인가 파동인가를 가지고 논쟁해오다가 최근에 우주의 본질은 빛 일 수도 있고 파동일수도 있다는 양자이론에 의해 논쟁이 종결되었다고 한다. 기관련 용어는 다양하게 사용되어져 왔다.

기의 개념 및 정의를 역사적으로 보면 다음과 같다.

1) BC 5000년 인도에서는 기를 프라나라고 하였고 모든 생명의 기본요소로 정의하였다.

2) BC 3000년에는 중국에서는 氣라는 용어를 사용하였으며 음양의 조화의 기를 중요시 하였다.
3) BC 1700년대는 프란츠 안톤 메스머는 자성용액으로 보고 사물에 활기를 불어 넣을 수도 빼앗을 수도 있다고 하였으며 최면 및 원격조종으로 이용할 수 있다고 하였다.
4) 1930-50 빌헬름 라이히는 오르곤이라고 하였으며 인체의 기를 측정할 수 있는 도구를 만들었고 신체중심 심리치료의 선구자가 되었다.
5) 1970-90년대 일본 히로시 모토야마는 침구의 경락을 전기적으로 측정하여 질병의 진단과 치료에 활용하였다.
6) 1980-90 슈만 웨이브즈은 치유사의 에너지장과 지구의 에너지장의 파동이 동일하다는 것을 밝혔다.

이처럼 기에 대한 개념은 여러 가지로 정의되고 있으나 기의 본질적인 개념을 명확히 이해하고 활용하는 학자는 거의 없는 실정이다. 필자는 기를 정의하자면 "창조력이 내재된 우주의 근본물질" 이라고 정의하고자한다. 우주의 근본물질을 원기(元氣)라고 표현할 수가 있다. 원기에는 우주만물을 만드는 위대한 창조력이 내재되어있다는 사실이 중요하다. 따라서 선조들이 기를 정의할 때 기는 곧 도(道)라고 표현했다. 도를 닦는 것은 곧 기를 수련하여 우주의 생명력인 원기를 받는 것을 의미한다.

오늘날 과학자들은 물질의 근본물질을 해명하지 못하고 있다. 우리가 일반적으로 기공수련, 기치료 등에서 사용되는 기는 우주의 원기를 말한다. 기는 수많은 종류가 있어 반드시 구분해서 사용되어져야한다. 기는 물질을 만들고 우주를 탄생시켰다. 위대한 창조력을 가지고 있기 때문이다. 동양철학에서는 우주 탄생원리는 태극(무극)-음양-사상-5행-8괘-64괘로 설명된다. 이 흐름을 정확히 이해하면 기의 개념을 이해하고 활용할 수가 있게 된다. 태극이란 무극과 같은 개념이다. 불교에서 말하는 공의상태를 말한다. 다시 말하면 음양이 분화되기 전의 원기상태를 말한다. 따라서 고도의 창조력이 내재된 상태를 말한다. 수련자들은 고도의 수련을 통해 태극의 상태에 도달하는 것이 궁극적인 목적이다. 수련용어에서 "연신환허" 란 곧바로 수련을 통해서 태극상태, 무극상태, 공의상태, 허의상태에 도달하는데 있는 것이다. 위의 용어는 모두 같은 개념이다. 불교의 색즉시공 공즉시색 역시 사물은 태극의 상태를 표시해주는 것이다. 색은 사물을 말하고 공은 원기상태로 무의상태를 말한다. 무의상태에서 물질이 만들어지는 것을 말한다.

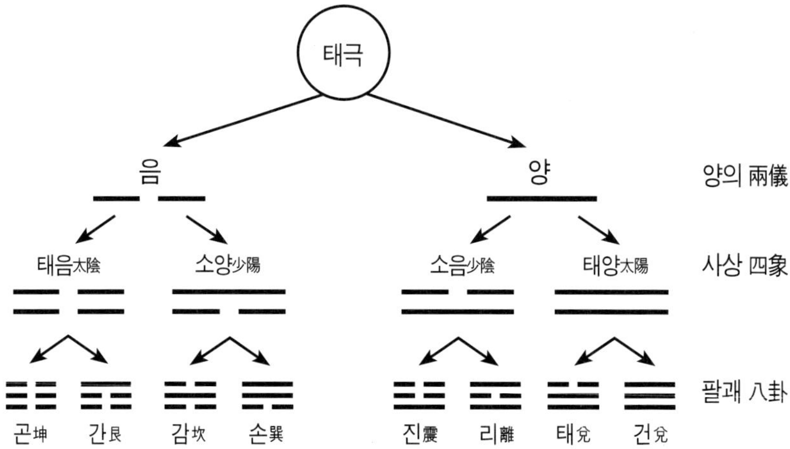
태극
음
양
양의 兩儀
태음太陰
소양少陽
소음少陰
태양太陽
사상 四象
팔괘 八卦
곤坤
간艮
감坎
손巽
진震
리離
태兌
건兌

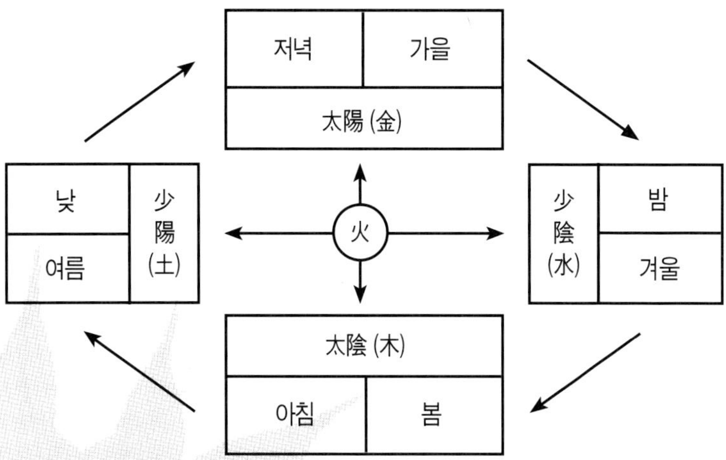
저녁
가을
太陽 (金)
낮
여름
少陽 (土)
火
少陰 (水)
밤
겨울
太陰 (木)
아침
봄

8괘早見表

8괘	☰	☱	☲	☳	☴	☵	☶	☷
괘명	乾 건	兌 태	離 이	震 진	巽 손	坎 감	艮 간	坤 곤
자연	하늘	연못	불	우뢰	바람	물	산	땅
육친	아버지	막내딸	중녀	장남	큰딸	차남	막내	어머니
성질	강건	즐거움	아름 다움	움직임	들어감	빠짐	정지	유순함
동물	말	양	꿩	용	닭	돼지	개	소
신체	머리	입	눈	발	넓적 다리	귀	손	배
五行	양금	음금	화	양목	음목	수	양토	음토
방위	서북	서	남	동	동남	북	동북	서남
시간	10-11	8-10	5-7	2-4	4-5	11-1	1-2	7-8
문	개開문	敬경문	경景문	상傷문	두杜문	두休문	생生문	사死문
계절	늦가을	가을	여름	봄	늦봄	겨울	늦겨울	늦여름
색상	백	백	적	청	녹색	흑색	황색	황
장기	폐	대장	심장	간	담	신장	위장	비장
구성	백금성	적금성	자화성	벽목성	록목성	백수성	백토성	흑토성

불교에서 말하는 공의상태, 무의상태는 모든 것을 버리라는 개념이 아니고 수련을 통해서 궁극의 상태인 공의상태에 도달하라는 의미이다. 일부 수행자들은 이러한 개념을 이해하지 못하고 물질과 집착을 버리라는 것으로 이해하고 물질을 버릴 뿐 만 아니라 인연이 있는 가족까지 버리는 경우가 있는데 잘못 이해한 결과이다. 수련을 위해 가족과 재산을 버리는 것을 자랑으로 여기는 경우가 있는데 또 다른 인과를 낳는다는 것을 인식해야한다. 수련을 통해 태극의 경지에 이르는 사람들은 특별히 물질에 대해 집착을 하지 않는다. 모든 것을 다 소유할 수 있기 때문이다. 따라서 진짜 부자가 될 수가 있다.

공의 상태인 태극에서 가벼운 것은 위로 올라가고 무거운 것은 아래로 내려오면서 극이 분화되면서 음양이 탄생된다. 움직임이 없던 고요함에서 극이 충돌하면서 움직임이 발생되면서 음양으로 나뉘게 된다. 또한 음양을 분석해보면 4가지 성분으로 구성되어 있다. 음중에서도 양이 있고 양중에서도 음이 있기 때문이다. 음은 태음, 소양, 양은 소음, 태양으로 구분되는데 4상이라고 한다. 오행의 개념을 이해하지 못했을 때 4상의 이론에 의해 철학이 전개되었다. 이재마의 사상체질론 역시 4상 철학에서 나왔다. 4상은 독자적으로 활동할 수가 없다. 4상을 의미하는 4각형은 움직일 수 없는 모양이다. 만사만물은 움직여야 생명력이 있다. 사상중 소양은 소음과 태양은 태음과 극을 이룸으로써 움직임이 생기고 새로운 원소를 탄생시킴으로써 오행이 탄생되었다. 따라서 오행은 물질의 근본원소가 되었다. 모든 물질 속에 오행이 들어있는 것이다. 오행은 소우주인 8괘를 낳고 8괘는 대주우인 64괘를 낳아 우주가 탄생된 것이다. 이와 같은 원리는 음양오행설과 역이라고 하는데 물질과 생명의 탄생의 비밀이 들어 있으므로 잘 이해할 필요가 있다. 사람도 오행이 있고 계절도 하루도 오행에 의해서 지배를 받게 된다. 음양오행의 역의법칙은 우주의 최상위 법칙인 것이다.

천지에 가득 찬 것은 모두 도이다. 원기는 도의 본체다. 기가 곧 도이고 도가 곧 기치다. 천지의 만물은 모양을 달리하고 있지만 도에 의해서 나온다는 점은 한가지다. 역의 계사전에는 한번 음이 되었다 한번 양이 되었다하는 것을 도라고 일컫는다. 기가 쉬지 않고 움직이는 것을 도라고 한다. 기가 쉬지 않고 운동하는 것을 도라고 한다. 역에는 태극이 있어 그것이 양의를 낳는다. 양의가 아직 나뉘기 전에는 그기는 혼돈의 상태이다 라고 풀이하였다. 원기는 형체가 없으나 점점 자라는데 그것을 태초라고 한다.

2) 기의 특성

(1) 초광속 : 의념이 도착하면 기도 도착 한다. 빛의 속도는 초당 지구의 7.5바퀴를 돈다. 그러나 생각은 시간이 걸리지 않는다.

(2) 투과성 : 기는 그 어떤 물체나 막히지 않는다. 거칠은 기는 침투력이 없으나 고급기는 부드러운 기로 투과성이 있고 종양을 녹이는 성질이 있다.

(3) 잔존성 : 기는 파장의 형태로 시간이 지나도 변하거나 없어지지 않는다. 사람은 세포 속에 전생 기억 등 모든 기억이나 정보가 남아 있다.

(4) 초전신호 : 기는 미리 알려준다. 에너지장이나 자연물을 이용하여 미래를 예측할수가 있다.

(5) 복원성 : 기는 모든 물질을 본래의 상태로 돌리려는 성질이 있다. 우주의 원기는 여러 가지 변화를 일으키면서 자연환경을 원래의 모습으로 환원시키기 위해 끊임없이 작용을 하듯이 원기가 들어가면 비정상적인 세포도 정상적으로 복원이 된다. 이러한 원리를 살펴보면 피라미드속에 물질을 넣어두면 원래의 상태로 복원되고 있음을 알 수가 있다. 기의 집적소라고 할 수 있는 피라미드 실험에서 냉장고는 7개

월이면 포도주가 변한다. 피라미드는 2년이 간다. 피라미드를 기름통에 다 넣으면 11.3%가 절감 된다. 또한 전기 없이도 충전이 가능하다.

(6) 심물(心物)변증성 : 마음과 물질은 상호 교환이 가능하다는 이론이다. 기는 물질이다. 기는 물질로도 변할 수 있고 물질을 기로도 변화시킬 수가 있다.

(7) 재생성 : 기는 줄기세포와 같은 역할을 한다. 인체의 환부에 氣가 투입되면 세포가 재생된다. 줄기세포연구는 氣연구부터 해야 완성될 수 있다고 본다.

3) 기의 신체에서의 기능

(1) 인체의 기

기는 인체를 구성하고 있는 인체의 생명활동을 유지하는데 제일 기본적인 물질이라고 이다. 기는 태아가 출생전에 몸에서 정미를 받게 되는데 이것을 선천지기라고하며 출생이후 음식에서 수곡정미를, 공기 중에서는 정기를 흡수하게 되는데 이것을 후천의 정이라고 한다. 기는 인체내에서 원기, 종기, 영기, 위기로 분류 한다.

① 원기 : 진기라고 부르며 인체의 생명활동의 원동력이다.

원기는 선천지기 후천지지를 통해 부단한 보충과 배육을 받고 있으며 원기의 근원은 신에 있다. 주요기능은 장부, 경락 등 조직기관의 활동과 기능을 추동하고 도와주는 역할을 한다.

② 종기 : 폐가 흡수한 청기가 비위에서 생성된 수곡의 기와 폐중에서 결합 하여 형성되며 가슴에 모이며 폐의 호흡운동을 촉진하고 기혈의 운행을 촉진한다.

③ 영기 : 비위에서 생성된 수곡정기의 정전한 부분이 맥에 흘러들어가 생성되며 혈액에서 운행되고 전신에 분포된다. 혈액을 생성하고 전신을 양육한다.

④ 위기 : 비위에서 생성된 수곡정미에서 활동력이 강하고 유동이 빠른 부분이 폐를 경과하고 맥외에 분포되며 생성된다. 피부를 보호하고 장부근육, 미모 등을 온양하며 근슬 등의 개합, 간액의 배설을 조절한다.

(2) 인체에서의 기의 역할

① 추동작용 : 인체의 성장발육 각장부의 경락의 생리생활 활동 기의 순환 진액등 모두 기의 격발과 추동에 의거한다. 예들 들면 기가 허하면 기추동작용의 감퇴되며 성장발육이 늦으며 장부 경락공능이 하강되거나 혹은 혈액순환 장애로

각종 질병이 초래된다.

② 온후작용 : 인체가 정상체온을 유지하게 하는 것은 기의 온후작용에 의해 조절된다. 만약 기의 온후 작용이 불정상이거나 조절이 장애를 받으면 몸이 차거나 냉병에 걸리게 된다.

③ 방어작용 : 기는 인체의 기체를 호위하고 외사의 침입을 방어한다. 만약 인체방어능력이 감퇴된다면 인체의 사기침입으로 사람은 병이 생긴다. 사람이 몸에 정기가 충족하여야 항병능력이 높아지며 정기가 사기를 누르고 질병이 치유되고 건강을 회복할수 있다.

④ 고섭작용 : 기의 고섭작용은 혈액통제로 표현된다. 즉 혈액이 혈관밖으로 흐르지 못하게 통제하고 한액과 뇨액을 통제하고 절주있게 배출하게 한다. 또 고섭진액으로 유정 등을 방지한다. 기의 추동작용과 고섭작용은 상호 모순되며 또 통일면도 있다. 예들들면 기의 혈에 작용은 한방면으로는 혈이 유행을 추동하며 다른 한방면은 능히 혈이 통섭유행을 한다. 이렇게 하여야 만이 혈액이 정상순행한다. 만약 기가 허하여 추동작용이 감퇴된다면 혈액순환에 불리하며 어혈과 출혈 현상이 나타난다.

⑤ 기화작용 : 기의운동을 통하여 생산하는 각종변화다. 정, 기, 혈, 진액등 물질의 신진대사 및 상호간의 전화를 말한다. 예들들면 기, 혈, 진, 액의 생성은 모두 음식물로 수곡정미를 전화시켜야하고 그 기초에서 기, 혈, 진액, 정 등으로 변화하는 것이고 진액은 대사를 경과하여 다시 한액, 요액, 체, 수, 설, 연등으로 변화되는 것이며 음식물이 소화 흡수된 후 그 여러 종류의 찌꺼기로 변하여 배설되는 것은 모두 기화작용이다.

기공의 3요소

1. 조신(調身)법

편안한 자세란 곧 기가 정체되지 않도록 하는 자세를 말하며 바른 자세를 말한다. 척추교정학인 카이로프랙틱과 신경과학 이론에 의하면 척추측만이나 골반 비틀어짐은 척추신경을 압박할 뿐만 아니라 두개골까지 틀어지게 하여 각종 불치병, 난치병의 근원이 된다고 한다.

자세는 수련 시나 일상생활을 하는 중에서 바른 자세를 갖도록 하는 것이 중요하다. 바른 자세를 갖기 위해 의식적으로 노력은 하지만 인체구조상 잘 되지 않는 경우가 있다. 태어나면서 경미한 두개골 손상을 입었다든지, 골반이나 척추가 측만되거나 틀어진 경우다. 또한 손상이 없다고 하더라도 근육과 인대에 힘이 부족한 경우다. 또한 칼슘 등 뼈에 필요한 미네랄이 부족하여 약골인 경우다. 이런 경우 바른 자세를 갖는 것은 매우 어렵다. 따라서 원인을 정확히 분석하여 문제점을 해결해 주어야 한다. 두개골손상이나 골반이나 척추의 비틀어짐은 수기요법으로 얼마든지 교정이 가능하다.

바른 체형과 바른 자세는 건강을 위해 가장 기본적인 사항이다. 수련의 용어에 '형정기순'이라는 말이 있다. 자세가 바르면 기가 순통한다는 의미이다. 바른 자세는 몸에 익혀 조건화되어야 한다. 자세만 바르게 하여도 각종 질병은 저절로 치료가 될 수 있다. 각종 수련법에서는 자세를 기초적인 사항으로 여기고 바른 자세를 위한 각종 체형을 강조한다. 자세는 앉은 자세, 서는 자세, 눕는 자세, 걷는 자세 등으로 구분할 수가 있다.

1) 앉은 자세

일반적으로 앉아서는 결가부좌, 반가부좌, 평좌 등으로 구분한다. 결가부좌를 연꽃모양처럼 생겼다고 하여 연꽃좌라고도 하며 금강좌라고도 부르기도 한다. 위의 세 가지 중 수련자에 따라 평좌, 반가부좌, 결가부좌 순으로 수련 정도에 따라 발전해 가는 것이 좋다. 또한 기도를 할 때는 무릎을 꿇는 경우도 있는데 매우 좋은 자세이다. 또한 여러 가지 자세가 있는데 가장 핵심적인 원리는 사람의 머리꼭대기의 정수리 부근에 있는 백회와 항문과 성기가 있는 회음이라는 혈을 일직선으로 일치시키도록 하는 것이 가장 좋은 자세라고 할 수가 있다. 백회와 항문을 연하는 선을 수련계에서 중맥선이라고 한다. 중맥은 신통의 비밀 통로라고 하여 옛날부터 극비의 문으로 알려져 왔다. 중맥선을 바르게 하기 위해서는 턱은 약간 밑으로 당겨야 하고 가슴은 약간 뒤로 젖혀져야 한다. 또 골반을 약간 뒤로 뺐다가 바로 세우면 자세가 바르게 된다. 중맥선을 타고 하늘의 천기와 땅의 지기가 몸속에서 교류가 되므로 중맥을 일직선으로 하는 바른 자세는 매우 중요하다. 수련이 조건화되면 형정기순이 되어 저절로 기가 창통되어 내가 기를 수련하는 것이 아니라 기가 나를 수련해주는 단계로 발전된다.

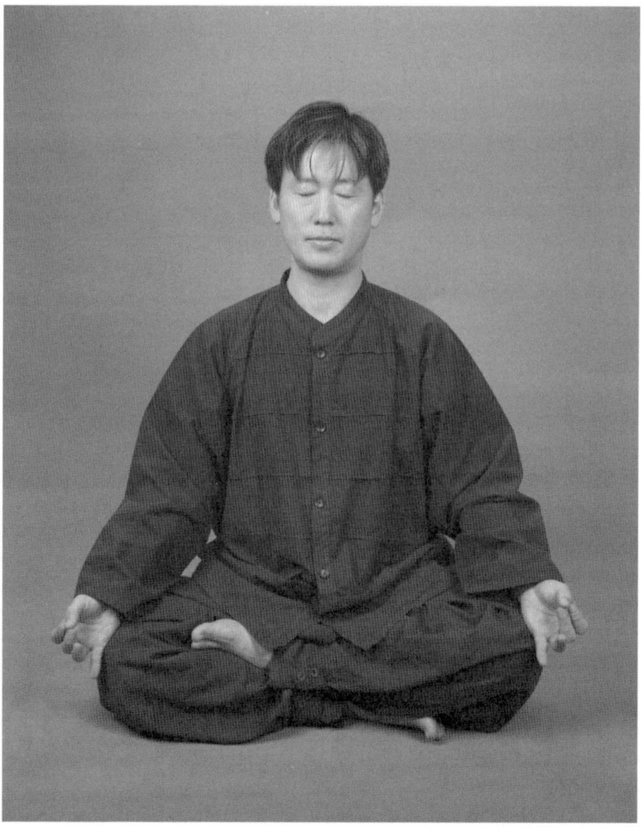

2) 선 자세

서서하는 자세는 무극장자세, 피라미드자세 등으로 구분될 수가 있다. 무극장 자세는 발을 어깨넓이 정도 벌리고 발의 각도는 11자로 만든다. 팔은 겨드랑이에서 가볍게 떼고 어깨와 가슴의 힘을 쭉 뺀다. 얼굴에는 가벼운 미소를 짓는다. 무극장 자세는 우주의 에너지를 채집하거나 서서 명상을 할 때 주로 사용하는 자세로 사용된다.

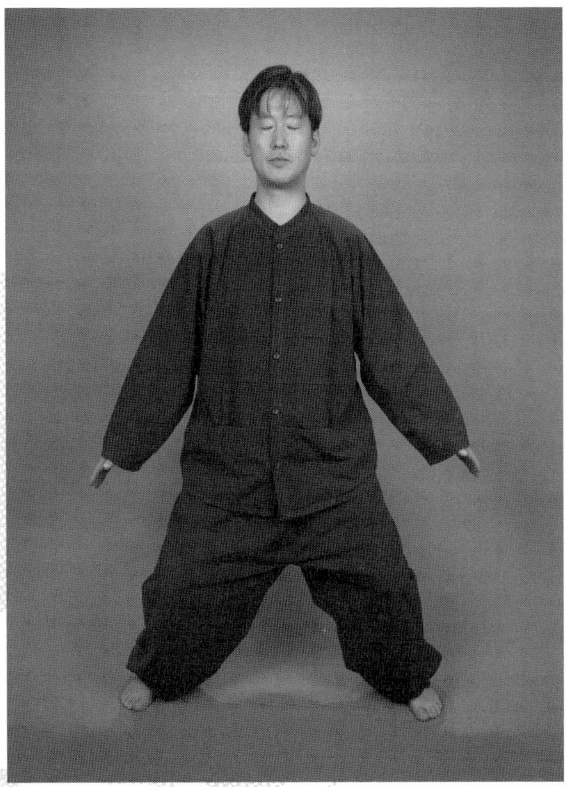

피라미드 자세는 양발과 양팔을 피라미드 각도인 52° 가 되도록 하여 우주의 에너지가 급속도로 충만되도록하는 자세이다. 양쪽다리를 어깨넓이보다 더 넓게벌리고 양팔도 힘을 쭉뺀채 벌려 52° 가 되도록한다. 본자세는 취기장에서 에너지를 채기할 때 사용한다.

3) 누운 자세

누운 자세는 옆으로 누운 자세, 엎드린 자세, 바로 누운 자세가 있는데 손바닥이나 발바닥이 반드시 하늘을 바라보아야 한다. 엎드려 누울 때는 발바닥 용천혈이, 바로 누울 때나 옆으로 누울 때는 손바닥이 반드시 위쪽을 향해 천기를 받을 수 있는 자세를 취하는 것이 요점이다. 또한 팔이나 다리의 각도는 52도의 피라미드 각이 유지되도록 벌려주는 것이 좋다.

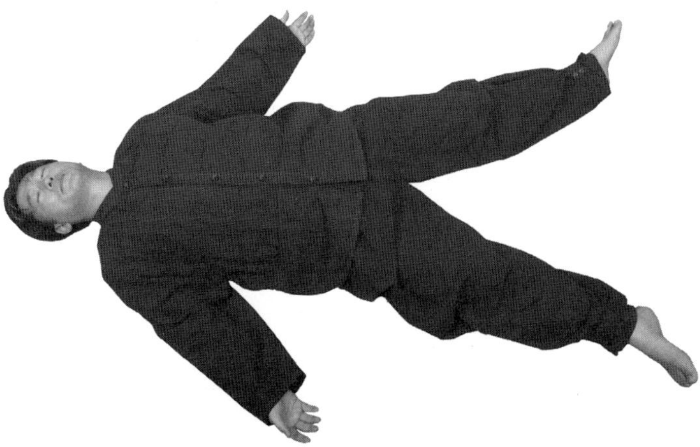

4) 걷는 자세

모든 운동이나 수련은 24시간 무의식 중에서도 수련이 되도록 하는 것이 중요하다. 바쁜 현대인들에게 걷는 수련은 시간을 절약하고 자신의 건강을 지키는 데 매우 중요하다. 걷는 자세에서도 일반적인 원리는 동일하다. 가슴을 펴고 턱을 당겨 백회와 회음을 일직선으로 유지한 채로 가슴을 쭉 편다. 발은 뒤꿈치를 땅에 먼저 닿고 반동으로 엄지발가락이 닿도록 하면서 걷는 것이 중요하다. 호흡과 의념을 병행하여 걸으면 걷기공 수련이 된다. 호흡은 다음에서 소개되는 피부호흡을 하고 마음은 발바닥 용천혈에 집중을 하면 별도의 수련을 하지 않더라도 출퇴근 등 일상생활에서도 건강을 유지하는 데 크게 도움이 된다.

〈혀를 수련하는 방법〉

수련에서 특이 공능이 나오려면 혀를 잘수련해야 한다. 수련에서 건강 장수, 양생을 보장하려면 먼저 혀를 잘 다스려야 한다. 혀는 어느 위치에 놓는가에 따라 수련자의 차원이 현저히 달라지며 공능이 빨리 나오는가 못나오는가 하는 것도 일정하게 혀에 달린 것이다. 양생이 효과도 역시 혀에 상관되기 때문이다. 수련자는 반듯이 현응을 잘 관조하는 수련을 견지하여야 그것이 하나의 조건반사를 이루어 능히 양생이 목적에 도달할 수 있으며 공능도 빠리 나온다. 현응은 혀아래와 혀줄기 사이 중심에 위치하며 해천혈이라고도 한다. 수련의 구체방법은 수련할 때 먼저 혀를 입천정 잇몸에 가볍게 붙이고 입술을 가볍게 다문다. 얼굴의 모든 근육을 느슨히 하고 얼굴에 미소를 짓고 힘을 빼고 자연스러워야 한다. 혀를 붙이고 있으면 침이 생기는데 그침은 일종 양생의 약이며, 질병치료에 특효가 있는 진정이 산생된다. 때문에 늘 현응을 관조하거나 지키면 진정을 섭취할수 있다. 이는 일종 유효 현상일 뿐만 아니라 더욱 중요한 것은 그것은 대약으로서 그것을 배속에 삼키면 전신에 분포되어 거병건신과 인체자양에 매우 좋은 효과를 보게 된다.

2. 조심(調心)법

다음은 편안한 마음이다. 편안한 마음을 갖는다는 것은 쉽지 않다. 삶의 경쟁에서 오는 각종 스트레스로 현대인들이 편안한 마음을 갖는다는 것은 매우 어렵다. 어느 순간에도 편안한 마음을 가질 수 있다면 건강은 물론 어느 정도 수련의 경지에 이르렀다고 볼 수 있다. 모든 수련단체의 궁극적인 목적은 마음을 바꾸는 데 있다. 마음은 보이지 않고 측정할 수가 없어 마음을 다스리고 조절한다는 것은 매우 어렵다. 마음이 조절되지 않는다면 질병치유뿐만 아니라 수련이나 기도 등에도 효과를 내기가 어렵다. 그렇게 많은 종교와 수련단체가 있는데 질병이 끊어지지 않고 갈등과 증오심으로 인한 지구상의 전쟁은 오늘도 끊임없이 계속되고 있다. 또한 종교간 반목과 불신은 극에 다다랐다. 종교와 수련의 목적은 삶의 질을 높이고 영적인 차원을 높이기 위해 필요한 것이다.

우리는 모두 하나님의 자식이고 부처님의 파장으로부터 자비와 깨달음을 배우면서 살아가고 있다. 현대물리학에 의해 과학적으로 밝혀진 우리들의 관계는 우주는 인간뿐만 아니라 동물, 식물 등 삼라만상이 양자에너지장에 의해 소통되고 있으며 상호 영향을 미치는 한 가족임이 밝혀졌다. 우리 모두는 자신의 본성을 알고 우주의 마음을 깨달아야 한다. 하나님의 사랑과 부처님의 자비를 실천하는 것은 우주의 마음이다. 자연의 일부분으로서 우리는 먼저 감사하는 마음과 사랑하는 마음을 길러야 한다. 감사와 사랑은 마음수련의 첫걸음이다. 이런 마음이 없다면 우리는 하나님의 사랑과 부처님의 자비를 받을 자격이 없다. 파동이 연결되지 않아 받고 싶어도 받을 수가 없게 된다.

감사와 사랑의 마음이 결여되어 있다면 수련단체나 종교단체에 가입하여 아무리 봉헌하고 기도해도 응답은 오지 않는다. 감사와 사랑의 마음이 이해관계에 있는 사람들에게만 한정해도 효과가 떨어진다. 자신과 자기 가족, 자기 종교만을 위한 기도는 진정한 감사와 사랑의 마음이 아니다. 따라서 응답을 해주고 싶어도 해줄 수가 없다. 진심으로 모든 것에 대한 감사하는 마음과 나와 우리 가족뿐만 아니라 우리 모두를 사랑하는 마음이 있을 때 응답은 바로 오게 된다. 이와 같은 사실은 실험해보면 즉시 알 수가 있다.

따라서 수많은 종교단체에서나 마음수련단체에서 마음을 비우라고 설파했다. 비우면 더 새롭고 값비싼 것으로 채워진다고 했다. 실질적으로 이러한 원리를 이해하고 실천하는 사람은 대부분 정상에서 성공적이고 행복한 삶을 살아가고 있다. 우주에너지는 무한하고 자원은 끝이 없다. 우주의 무한한 자원에 파동이 맞지 않아 힘들고 어렵게 살아가는 것이다.

사랑의 감정은 우주의 원천으로 모든 질병을 치유하며, 모든 스트레스, 분노, 불안, 원망, 근심, 걱정, 두려움등의 부정적인 감정, 각종 병원균으로부터 우리를 완벽하게 보호해주는 가장 강력하고 속효성 있는 감정에너지이다. 또한 감사하는 마음으로 살아가게 되면 긍정적인 에너지로 싸여 어떠한 두려움도 접근하지 못하며 자기혐오에서 벗어나게된다. 근심걱정은 대표적인 부정적인 감정으로 스트레스 증세를 일으키게하며 잠재의식와 완전 이탈된 산만한 상태이다. 명상-집중을 하게되면 이탈된 잠재의식과 즉시 동조하므로 근심, 걱정, 두려움이 사라지게 된다.

기공수련이나 불가수련에서는 마음의 파장을 줄이기 위해 신체의 일정한 부분에 집중하도록 권유한다. 하단전이나 손바닥, 또는 특정한 목표에 집중함으로써 다른 생각을 멈추고 대뇌의 활동을 중지시켜 심층의식의 파동에 연결하고자 하였던 것이다. 어떤 면에서는 이러한 방법이 특별한 효과를 발휘한다. 예를 들면 최면명상의 경우 온몸을 이완시키고 최면술사의 은유적인 멘트에 집중하면 순식간에 무의식세계에 파동을 맞출 수가 있다. 하지만 이러한 방법은 일시적으로 도움은 될지 모르나 영속성이 없으며 부작용이 따르기가 쉽다.

대뇌의 파동을 잠재우기 위해서는 무의식속에 걱정이나 불안이 없어야 가능하다. 걱정과 불안은 욕심으로부터 발생한다. 인간이 삶을 영위하기 위해서는 적절한 욕심도 필요하다. 욕심이 없는 삶은 진취성이 없으며 발전이 없을 것이기 때문이다.

적절한 욕심을 가지면서도 효과적으로 대뇌의 파동을 잠재우려면 모든 것에 대한 감사와 사랑이 절대적이다. 감사와 사랑은 우주의 본성이고 우주의 파동이기 때문이다. 감사와 사랑은 별도의 특별한 수련과 기도를 하지 않더라도 대뇌의식을 잠재우고 심층의식에 접근하여 우주의 에너지를 자유자재로 사용할 수 있도록 해주는 신기한 마력이 있다.

국선도 수련법에서는 마음을 닦는 10가지를 연심십진법이라고 하는데 효법, 제법, 성법, 신법, 강법, 유법, 화법, 정법, 허법, 영법을 갖오하고 있다.

3. 조식(調息)법

인간은 음기와 양기가 결집된 에너지체다. 음기는 음식 등 땅에서 생산되는 음식물을 통해 체내에 들어오고 양기는 천기로 호흡을 통해 체내에 들어온다. 따라서 자연적으로 음양의 조화가 이루어져 건강하게 살아갈 수가 있다. 하지만 현대인들은 음양의 균형이 깨진 상태에서 살아가고 있다. 물질문명의 발달로 양질의 음식물 섭취는 늘어나 음기는 많이 쌓여 있으나 운동부족으로 횡격막이 굳게 됨으로써 호흡곤란 등의 영향으로 충분한 천기를 마시지 못함으로써 신체의 부조화가 발생되고 있는 것이다.

이러한 부조화는 복부의 비만을 일으키게 되고 각종 생활 습관병을 일으키는 주범이다. 암 등 각종 난치병, 불치병의 원인은 산소부족과 밀접한 관련이 있는 것으로 밝혀지고 있다. 인간의 세포는 산소가 부족하면 치명적인 손상을 일으키게 된다. 음식은 먹지 않고서도 한 달이나 몇 달을 생존할 수가 있지만 호흡곤란으로 인한 산소의 결핍은 수분도 못 되어 생명을 잃게 된다. 이러한 산소 결핍을 인위적으로 해결해주기 위한 수련법이 단전호흡법이다. 단전호흡법은 배꼽 밑의 하단전을 중심으로 배를 밀었다 당겼다를 반복하면서 횡격막 운동과 내장운동을 인위적으로 시켜주어 체내에 충분한 산소가 공급되도록 하는 호흡방법이다.

이런 단전호흡으로 30% 이상의 충분한 산소를 공급받을 수 있다는 사실이 밝혀졌다. 단전호흡은 인위적인 수련을 통해 본래의 호흡으로 돌려놓는 자연호흡법이라고 할 수가 있다. 어린이들의 복부를 살펴보면 금방 알 수가 있다. 배꼽을 중심으로 배 전체가 움직이면서 깊은 심호흡을 한다. 단전호흡은 부족한 산소공급을 원활하게 해줄 뿐만 아니라 내장운동을 시켜주고 하단전에 축기를 시켜 정을 단련하는 데 크게 도움이 된다.

국선도 창시자 청산거사께서 미국 후버댐에서 20분 이상 물속에 있어도 생존할 수 있다는 것을 보여주었는데 피부호흡을 통해서 가능하다. 또한 인도의 요기는 땅속에서 몇 달간을 피부호흡으로 생존하였다는 기록이 있다. 피부호흡은 누구나 쉽게 할 수가 있다. 누구든지 의념력을 활용하여 피부호흡을 하게 되면 별도의 수련을 하지 않더라도 쉽게 배워 자신의 건강을 지킬 수가 있을 것이다. 피부호흡이 숙달되면 동면호흡으로 발전된다. 동면호흡 단계에 이르면 전신의 경락은 모두 뚫어지고 면역력, 저항력은 극대화되어 질병과 인연이 없어질 것이다.

조식법은 호흡을 조절하고 수련에서 활용하는 방법이다. 호흡 수련편에서 세부적으로 설명한다.

인체의 정기신과 3단전

인체에는 정기신의 3가지 보물이 있는데 건강하려면 3가지 보물을 잘 다스려야한다고 하는 말이 있다. 도가수련법의 핵심은 정기신을 단련하는 것으로 3단전과 연결시켜 수련에 적용하고 있다. 하단전은 기를 단련하여 후천의 정을 만드는 장소라고 하여 가장 중요시하였다. 중단전은 기혈의 중심지로 보았고 상단전은 머리의 송과체와 뇌하수체가 위치한곳으로 신이 거주한 것으로 보았다. 정기신은 황제내경과 도가의 황정경에 근거하고 있다. 도가에서는 정기신을 사람의 근본이라고 했다. 정기신의 원리를 정확하게 이해하면 도가수련과 건강의 핵심원리를 모두 이해 하게된다.

1. 하단전의 정과 단이 만들어지는 원리

하단전위치는 백회와 회음을 직선으로 연결한곳에서 허리뒤쪽의 양쪽 신장부위에 위치한다. 국내에서 단전의 위치에 대해 많은 학설이 존제한다. 단전을 정확하게 알고 수련하는 단체는 거의 없는 것 같다. 기공수련하려면 먼저 정확한 단전을 알고 수련해야한다. 단전을 정확하게 모르는 상태에서 아무리 수련해도 초보수준밖에 이를 수가 없다. 대부분수련단체들은 단전을 배꼽밑 기해나 석문등을 가르키고 있다. 그러나 이곳은 단전위치가 아니고 단전의 겉부분에 불과하다. 이곳을 집중하고 축기하면 절대로 축기가 되지 않을 뿐만 아니라 단을 만드는 것은 더욱 불가능하다. 단이 만들어지지 않는데 출양신등 고차원의 수련법이 가능하다고 선전하는데 환상에 불과하다는 것을 정확히 인식해야 할 필요가 있다. 출양신은 일반적인 수련법으로는 불가는 한 영역이다. 초고차원의 수련법으로 접근이 가능한 분야이다. 출양신의 경지에 오르고 싶은 사람들은 우선 정확한 단전의 위치를 알고 고급수련에 입문해야한다. 본 책자를 접한 사람들은 고급수련에 입문한사람들로 수련에 인연이 있는 사람들이다. 근기가 있는 사람들은 출양신을 쉽게 할 수 있으리라 본다.

단전이란 태극이 위치하며 음과 양에너지가 만들어지는 장소다. 하단전을 중심으로 양쪽의 신장이 마치 태극도 모양과 같다. 이곳을 단련하면 기를 연마하여 정을 생산할 수 있다. 황제내경에서 정은 생명의 근원이라고 했고 몸의 근본이라고 했다. 일반적으로 정은 인체의 근본 에너지되는 영양물질이며 좁은 의미로는 생식기의 정력을 뜻한다. 국내의 내단가인 김시습과 허균의 스승인 권진인은 신선이 되기 위해서는 모든 잡념을 버리고 단을 이루게

하는 것이 연단술의 첩경이라고 하였으며 조선시대 내단가 권극중은 정은 몸을 장양할 수 있고 따뜻하게 할 수 있으며 정기신중 정이 근본이라고 하였다. 동의보감에서는 하단전으로 모든 12경맥이 연결되어있어 경락의 뿌리가 된다고 하였다.

정기신은 선천정기신이 있고 후천 정기신이 있다. 선천정은 생명기원물질로 볼 수는 없으나 느낄 수는 있다. 후천정은 음식 영양물질을 통해 얻을 수 있는 것으로 정, 혈, 진액등을 말한다. 선천정과 후천정은 상호 전환할 수 있다. 기공수련 입정시 활자시에 나타나는데 그때 산생한 정을 선천정이라고한다. 선천기는 전신에 분포되어 보이지 않는데 내시가 출현한사람은 하단전에 누런색 기뭉치를 볼 수가 있다. 누런색 기뭉치를 선천원기라고 하는데 의념과 선천원기가 배합될 때 단전에 단이 앉게된다. 단이 만들어지면 임독맥을 개통시켜 소약을 만든다. 수련시 하단전이 따뜻해지는 것은 기가 정으로 전환되기 때문이다. 정이 만들어지는 원리는 열열학 법칙에서 과학적으로 검증이 가능하다. 공기는 일정한 정도로 압축을 받았을 때 기체가 기화로 액체로 변화된다. 하단전에 단전호흡과 축기법을 했을때 아랫배가 따뜻해지면서 정이 만들어지는 것이다. 이때 만들어진 정은 선천의 정으로 장수와 생명력을 강화시켜주는 보물이다.

2. 중단전(기)

중단전은 심장부위를 말한다. 심장은 기혈의 중심센터이다. 중단전의 이명은 심궁, 강궁, 응곡, 혼령, 황당이고 그 부위는 단중이라 하였다. 이곳이 막히게 되면 심장과 폐기능이 저하되고 면역의 중추사령부인 흉선기능이 떨어져 면역력이 약화됨으로써 암등 난치성질환에 걸리게 된다. 따라서 암은 심인성병이라고 하는데 심한상실감으로 인한 마음의 병은 면역력을 떨어뜨려 암을 발생시키기 때문이다. 심장센터는 하단전과 상단전의 중간지점에 위치하여 기혈을 통해 정과 신을 연결해주는 교량역할을 해주고 있다. 이곳은 마음의 7정을 간직하고 있다. 대부분의 화병은 이곳에 에너지가 정체되어 발생한다. 이곳의 에너지정체를 해소시켜주면 마음의 병이 대부분 해소되는 경우가 있다. 중단전을 통하게 하려면 우선 정을 단련시켜 기를 만들어야 된다.

2. 상단전(신)

상단전의 이명을 니환, 천곡, 수해, 천심, 곤정, 내원이고 그부위는 천정, 천목이라 하였다. 해부학적으로 파충류의 뇌인 간뇌와 시상하부를 가르킨다. 이곳은 뇌하수체와 송과체가 있는 곳으로 이곳이 격발되면 특수공능이 발생된다. 뇌하수체는 인체의 호르몬 사령부로서 시상하부를 통해 인체의 생명활동을 지휘하는 인체의 가장 핵심부위다. 송과체는 제 3의 눈이 있는 곳으로 수련에 중요한 세로토닌 호르몬과 멜라토닌 호르몬이 분비되는 곳으로 입정과 무의식으로 들어가는 문이다. 수련계에서일반적인 정신질환을 송과체병이라고 한다. 일반적으로 정법이 아닌 사법으로 기공이나 명상수련을 하면 송과체가 잘못되어 정신질환자가 된다. 국내의 많은 수련단체들이 정신질환자을 양성하는 경우가 많은데 잘못된 수련법으로부터 발생되는 것이다. 특히 하단전에 축기가 되지 않는 상태에서 상단전수련은 매우 위험하다. 상단전은 하단전의 정에너지를 받아 활동한다. 축기가 되지 않는 상태에서 상단전을 과도하게 자극하거나 활용하면 반드시 부작용이 발생된다.

기공수련자가 아니더라도 과도한 업무로 인해 스트레스를 받은 후 뇌가 잘못되는 경우가 있는데 뇌의 활동으로 정에너지가 고갈되었기 때문에 과부가가 걸린 것이다. 현대인들에게 기공수련이 중요시되는 이유는 현대인들은 대부분 뇌를 사용하는 직업이 많아졌기 때문이다. 정을 단련하여 단전을 강화시키면 다소 무리하게 뇌를 사용한다고 하더라도 큰문제가 발생되지 않는다. 오히려 성능이 좋아질 수 있을 것이다.

신의 단련은 하단전에 축기를 시킨다음 소주천 운기법을 통해

뇌의 건강을 강화시키는 방법을 환정보뇌라고한다. 정을 돌려 뇌를 보한다는 것이다. 환정보뇌는 양생법의 중요한 방법으로 수련자들은 매우 중요시 여긴다. 영혼은 육체에서 정화하여 신과 접촉한다는 말이 있다. 정기신 삼단전을 단련시켜 육체를 정화시킴으로써 깨달음에 이를수 있고 진정한 육체적, 정신적, 영적건강에 도달할수가있는 것이다.

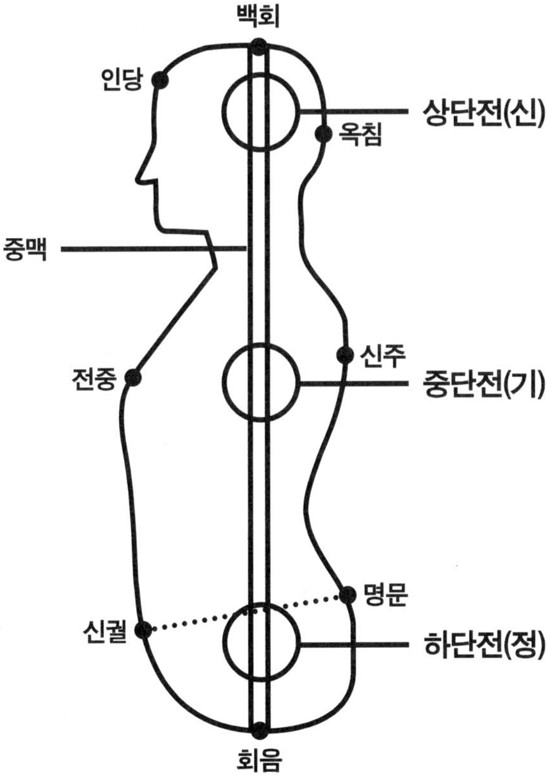

4. 첨유접명(添油接命)의 원리

인간의 원기는 타고날 때 120살 정도 쓸 수 있도록 가지고 테어났다. 그러나 건강부주위로 120세까지 사는 사람은 거의 없으며 대부분 젊은날에 대부분 소비해버려 나이가 들면 원기가 부족하여 힘이 없고 병마로 시달리면서 살아가게 된다. 호롱불에 비유하면 원기는 기름에 해당된다. 불을 계속 켜놓으면 기름이 다 소모되듯이 인간역시 원기를 소모하면 불이 꺼지게 된다. 기름을 보충해주지 않으면 호롱불이 꺼져버리듯이 사람역시 원기를 보충해주지 않으면 생명력이 소진된다. 기공수련에 있어 축기는 다 없어지고 있는 기름을 보충해주는 것과 같다고 하여 첨유접명이라고 한다. 수련자들은 천수 이상 장수 했다는 기록을 보면 장수의 비법은 기공수련법임을 알수가 있다.

〈동의보감의 정액관련 사항〉

○ 사람의 몸에는 정이 통틀어 1되 6홉㈜이 있다. 16살 나는 남자가 아직 정액을 내보내기 전의 그 양은 1되이다. 정액이 쌓여서 그득 차게 되면 3되까지 되나 허손[損]되거나 내보내서 적어지면 1되도 못 된다. 보통 한번 성생활을 하면 반 홉 가량 잃는데 잃기만 하고 보태주지 않으면 정액이 줄어들고 몸이 피곤해진다. 때문

에 성욕을 조절하지 않으면 정이 소모된다. 정이 소모되면 기가 쇠약해지고 기가 쇠약해지면 병이 생긴다. 병이 생기면 몸이 위험하게 된다. 그러므로 과연 정이라는 것은 사람의 몸에서 가장 중요한 보배라고 말할 수 있다

○ 『선서(仙書)』에는 "음양을 수행하는 데서 정액은 가장 귀중하다. 그것을 잘 간수하면 나이보다 뒤늦게 늙어질 수 있다." 고 씌어 있다. 『경송(經頌)』에는 "음양(陰陽)의 수양에는 정액이 보배일세, 중요한 이 보배를 고이고이 간직하소, 남의 몸에 들어가면 사람이 생겨나고, 자기 몸에 간직하면 자기 몸이 든든하여 아이 밸 때 쓰는 것도 좋은 일은 아니어든, 아까운 이 보배를 헛되이 버릴 손 가, 함부로 막 버려 허튼 생각 자주 하면, 몸약하고 쉬이 늙어 제 목숨 다 못 살리" 라고 씌어 있다. 사람에게서 가장 귀중한 것은 목숨이며 아껴야 할 것은 몸이고 귀중히 여겨야 할 것은 정이다. 간(肝)의 정이 든든치 못하면 눈이 어지럽고 눈정기가 없으며 폐(肺)의 정이 부족하면 살이 빠지고 신(腎)의 정이 든든치 못하면 신기가 줄어든다. 비(脾)의 정이 든든치 못하면 이뿌리가 드러나고 머리털이 빠진다. 만약 진정(眞精)㈜이 소모되고 흩어지면 곧 병이 생기고 이어 죽게 된다.

○ 『황정경(黃庭經)』㈜에는 "정액을 간직하면서 허투루 쓰지 말아야 한다. 정을 보배처럼 아끼면 오래 살 수 있다."고 씌어 있다.

○ 『난경』에는 "심(心)에는 3홉의 정액이 들어 있고 비(脾)에는 엉키지 않은 기름이 300g이나 있으며 담에는 3홉의 정액이 들어 있다."고 씌어 있다.

○ 『내경』에는 "신(腎)은 수(水)를 주관하고 5장 6부의 정(精)을 받아서 저장한다."고 씌어 있다. 주해에는 "신은 다른 장기의 정액을 도맡아 보는 곳이다. 정은 신에만 홀로 있는 것이 아니다."고 하였다.

○ 5장은 각각 정을 간직하고 있으나 그곳에 오랫동안 저장해 두지는 못한다. 대개 사람이 성생활을 하지 않을 때에는 정이 혈맥 속에서 풀려 있어 형체가 없다. 그러나 성생활을 하게 되면 성욕이 몹시 동하여 온몸을 돌아다니는 피가 명문(命門)㈜에 와서 정액으로 되어 나가게 된다[진전].

제3장　호흡법의 종류 및 호흡방법

제3장 호흡법의 종류 및 호흡방법

1. 호흡법의 중요성

호흡법 수련은 기공수련에서 핵심이라고 볼 수가 있다. 호흡을 통해서 우주의 산소와 에너지를 몸속에 들어오고 날숨에 몸속의 노폐물과 탁기를 체외로 배출되기 때문에 단 몇 초라도 호흡이 정지될 경우 생명에 직접적인 영향을 미치게 된다. 호흡을 잘할 경우 인체에 충분한 산소와 에너지가 풍부해져서 생명력이 강화되어 장수와 회춘이 된다. 산소부족은 만병의 원인이며 암등 난치병과 불치병의 직접 원인이 되기도 하고 통증을 일으키는 가장 큰 원인으로 지목되고 있다. 세포에 충분히 산소와 에너지가 공급된다면 각종 불치병을 예방할 수도 있고 지긋지긋한 통증으로부터 벗어날 수도 있다.

2. 호흡법의 종류 및 방법

1) 자연호흡법

자연호흡법은 사람들의 원래 자연적으로 습관에 따라 호흡하는 방법이다. 호흡은 매 1분에 15-18번 좌우로 채용하는 것이 비교적 적합하다. 기수련은 자연호흡기초상에서 호흡은 점차적으로 천천히 길에 심화한다면 태극기공 십단금(十段錦) 참장 훈련에 적합하다. 자연호흡은 가히 비흡 비호법 혹은 코로 들숨 입으로 날숨 하여도 좋다. 자연호흡은 나이에 따라서 많은 변화가 있다. 어린이들은 대부분 단전이나 배꼽이 올라갔다 내려오는 동작으로 깊은 호흡을 하게된다. 그러나 나이가 들어갈수록 호흡의 중심이 올라가게된다. 심지어 건강이 악화된 사람은 가슴으로 호흡을 하게되는데 폐첨호흡이라고 한다. 따라서 자연호흡은 원래 단전으로 하는 호흡을 말하는데 건강이 악화되어 호흡의 중심이 올라가면서 호흡의 형태가 바뀌었음을 알 수가 있다. 따라서 호흡수련을 통해 자연호흡인 단전호흡으로 바꾸는 수련이 호흡수련의 목표라고 할 수가 있다.

2) **복식호흡과 역복식 호흡**

복식호흡은 들숨에 복부가 나오고 날숨에는 복부가 들어가게 한다. 즉 순식호흡이다. 혹은 들숨에 복부가 들어가고 날숨에 복부가 나오는 호흡은 역복식 호흡방법이다. 복식호흡은 느낌에 아랫배가 충실하고 포만하고 팽창하면서도 시원한 감이 나야 한다. 흡기 후 잠깐 멈추었다가 천천히 날숨을 쉬어야 한다. 이 호흡방법은 위와 장 질환에 효과가 좋으며 변비에도 일정한 효과가 있다. 역복식 호흡은 복식호흡을 반대로 하는 호흡이다. 호흡을 마실 때 복부가 들어오고 내쉴 때 배가 나오는 방법으로 무술기공에서 많이 사용된다. 역복식 호흡은 우주의 기를 체내에 순식간에 최대한 끌어 들이기 위한 호흡법으로 특별 수련시 일시적으로 실시하는 호흡법이다. 장기간 역복식 호흡을 수련하면 문제가 발생될 수 있으므로 역복식 호흡후에는 반드시 자연호흡으로 바꾸어야한다.

3) 단전호흡

먼저 단전의 개념을 알아보자. 단전(丹田)의 단자는 붉은단이다. 단자는 日과 月의글자가 상하로 합성된 단어로 우주의 양의 중심인 태양과 음의중심인 달이 합성된 글자다. 따라서 단이란 음양이 합처진 글자다. 전자는 사각형에 열십자를 조합한 글자로 사각형은 땅을 의미하고 십자는 완성을 의미한다. 따라서 땅에서 이룬다는 의미가 들어 있다. 종합해보면 음양이 이루어지는 자리로 기가 최초로 산생이되는 태극의 자리라고 볼수가 있다. 태극이란 음양이 최초로 발생한곳으로 기의 산생의 출발점이다. 따라서 기가 만들어지는 곳이다. 우주의 원기를 만드는 원자로와 마찬가지다. 단전을 해부학적으로 살펴보면 백회와 회음을 연결한 중맥선상에 양쪽 신장사이에 있다. 그림으로 살펴보면 태극도와 비슷한 형상을 띠고 있다. 좌측신장은 양을 의미하여 양기를 생산하고 우측신장은 음을 의미하므로 음기를 생산한다. 몸이 차가운 사람은 우측신장이 고장나서 열을 생산하지 못하기 때문에 발생되는 것이다. 신장은 선천지기가 들어있고 신장은 정력과 장수의 상징으로 되어 있다. 하단전축기를 통해 끊임없이 선천지기를 공급해주지 않으면 신장공능이 상실될 수밖에 없다. 하단전은 기를 제조하는 발전소로 수련자들에게 가장 중요한 곳으로 여겨져 왔다. 하단전강화는 기공수련의 시작이자 완성이라고 해도 과언이 아니다. 하단전을 강화해야 정을 단련 시킬 수 있으며 기를 만들 수 있기 때문이다. 또한 정신력의 뿌리도 하단전의 정에너지라고 볼 수가 이있다. 정이 고갈된다는 것은 생명력이 약화된다는 것을 의미한다.

따라서 단전은 성명쌍수법이라고 하여 진법이라고 하였으며 달마대사는 견성자리가 곧 단전이라고 하였다. 도를 닦는다는 말은 음양을 닦는다는 말이다. 한문에서 도(道)자란 음양을 머리로 영원히 닦는다는 의미가 함축 되어 있다. 단전호흡을 한다는 것은 도를 닦는 일이다. 또한 태극으로 돌아가는 일이다. 사람들이 누구나 도를 닦는 것을 원하지만 도를 닦는법을 진정으로 모른다. 단전호흡의 시초는 밀종의 항아리 호흡법에서 최초 언급 되었다. 복부를 항아리처럼 불룩 내밀고 내쉬면 인체에 불이 발생된다고 하였다. 그러나 도가나 불가의 현종수련법에는 밀종의 항아리호흡법인 단전호흡법이 보이지 않는다. 왜

이처럼 중요한 단전호흡법이 수련법에서 빠진 것인지 알 수는 없지만 참으로 안탑깝다. 하단전에 진정한 축기가 되려면 단전호흡법이 가장 우수하다고 볼 수 가 있겠다. 정통적인 단전호흡법은 국내의 전통수련법인 국선도에서 구현되어 있다. 국선도 단전호흡법은 중국기공이나 기타 수련법에 비해 가장 과학적이고 선조들의 지혜가 담긴 수련법이다.

선조들이 물려준 단전호흡법은 세계적으로 가장 차별화 될 수 있는 수련법이다. 국내에 최초로 국선도 단전호흡법을 공개했던 청산선사(고경민)께서는 단전호흡을 통해 인간의 체력의 한계를 극복할 수 있음을 보여주었다. 물과 불을 극복할 수 있었던 것이다. 미국 후버땜에 들어가서 수분동안 물속에서 버틸 수 있었으며 불속에서도 손상되지 않고 몇분 동안 버틸 수 있는 시범을 직접 보여주었다. 누구도 의심할 수 없는 공력이다. 또한 화염속에서도 수분간 있었는데 기를 이용해 방어막을 설치했기 때문이라고 한다. 또한 사명대사는 임진왜란 후 피랍자를 석방시키기 위해 일본에 건너가 일본인들이 공력을 실험하기위해 뜨거운 방속에 가두고 불을 계속 피웠는데 아침에 보니 턱에 고드름이 있었다는 실화가 전해져 내력오고 있는데 모두 단전호흡의 결과라고 본다.

단전호흡의 방법은 호흡을 마실 때 아랫배 외단전을 밖으로 밀고 내쉴때 거두어 들이는 방식으로 한다. 처음에는 5분 들숨, 5분 날숨으로 자리를 잡은후 점차 호흡을 늘려간다. 숙달이 되면 지식호흡으로 바꾸어야한다. 10초 들숨에 10초를 멈추고 10초를 내쉬는 방법으로 한다. 점차 적응이 되면 20초 들숨 30초 정지 10초 날숨으로 1분대의 호흡으로 진입하게 된다.

(4) **피부호흡법**

사람은 누구나 피부호흡을 하면서 살아가고 있다. 일반적인 사람은 1/200정도 피부로 호흡을 한다고 한다. 일반적으로 화상을 입을 경우 피부호흡이 안되기 때문에 세포에 산소부족으로 사망하게 된다고 한다. 이처럼 피부호흡은 건강에 중요한 역할을 하게 된다. 동면하는 동물들은 몇 개월씩 먹지 않고 살 수 있는 것은 피부로 호흡을 하기 때문이라고 한다. 대부분수련법에서 최고 경지의 단계는 반드시 피부호흡을 강조하고 있다. 따라서 피부호흡은 고급공법에 속한다. 일반적으로 피부호흡은 수많은 세월동안 수련해야 되는 것으로 알고 있다. 그러나 누구든지 원리를 알면 초보자도 피부호흡을 할 수 있다. 호흡시 의념을 추가하는 것이다. 호흡을 마실 때 전신땀구멍으로 우주의 진기가 들어오고 호흡을 내쉴때 전신의 땀구멍으로 몸속의 탁기가 체외로 배출된다고 생각하면서 호흡을 한다. 처음에는 코로 들숨과 날숨을 하게되지만 의념력이 강해지면 피부로 호흡하게 된다.

5) **태식호흡**

태식호흡은 배속에서의 호흡법을 말한다. 태아가 모체내에 있을 때 하는 호흡법으로 탯줄을 통하여 도입된 기를 체내에 순환시켜 살아간다. 기에의해서 생명을 유지하므로 내호흡이라고하고 출생이전으로 선천호흡이라고 한다. 태식호흡을 수련하는 방법은 다음과 같다.

호흡을 코로 천천히 마셔 하단전으로 기가 들어가도록 의념을 가한다. 기가 하단전에 들어간 후 코로 날숨을 최대한 억제한다. 이때의 속도는 코앞에 솜털이 있다고 할 경우 솜털이 움직이지 않을 정도로 가벼운 호흡으로 해야 한다. 호흡을 마실 때 단전에 충만 된 에너지를 느껴야한다. 호흡을 들이마신 후 참을 수 없을 때 아주 미약하고 순기자연으로 날숨을 한다. 포박자는 태식호흡에서 들숨후 숨을 멈추고 120세까지 센후 입으로 내쉰다고 했다. 1천까지 셀때는 노인이라도 매일 젊어진다고 했다. 태식호흡이 숙달되면 동면호흡으로 변하게 된다. 동면호흡은 연공기간에 아주 미약하게 심지어 호흡을 정지시키는 방법이다. 즉 폐는 기본상 휴식상태며 심장은 기본상 정지상태이지만 기공단련으로 대뇌피층은 능히 일체를 공제하며 사람이 몸에 대사를 낮추고 인체 소모를 하강시키며 능히 능량저장을 제고하여 인체는 동면상태에 들어서게 된다.

6) 암치료 호흡법(풍호흡법)

자연행공은 일반적으로 풍호흡법을 사용한다. 풍호흡법은 코로 들이쉬고 코로 내쉰다. 숨을 들이쉬고 내쉴 때 약간 숨쉬는 소리가 난다. 그러나 소리가 너무 크지 않아야 된다. 자기 스스로 금방 들을 수 있는 정도를 표준으로한다. 자연행공의 풍호흡은 두 번 들이쉬고 한번 내쉰다. 즉 연속하여 두 번짧게 들이쉬고 다시 비교적 길게 한번 내쉰다. 들이쉬는 것이 짧고 내쉬는 것이 좀 길고 자연스러우므로 연속 두 번 들이쉬는 길이는 악보에서 한박자에 해당하고 한번 내쉬는 길이도 한박자에 해당하며 두 번 들이쉬는 것을 한번 내쉬는 것과 비기면 시간의 길이는 역시 비슷하다.

여기에서 두 번 들이쉬는 시간이 한번 내쉬는 것보다 짧거나 길다고 생각하면 안된다. 반대로 한번 내쉬는 것이 두 번 들이쉬는 것보다 시간이 더 길다거나 짧다고 생각하지 말아야한다. 이 두가지 오해는 모두 들이쉬는 것과 내쉬는 것의 평형을 잃게 한다. 들이쉬는 것이 내쉬는 것보다 소리가 약간크다. 상술한 호흡법을 다음과 같이 표시할 수 있다.

〈흡 - 흡 - 호〉(들숨 - 들숨 - 날숨)

호흡동작을 발걸음과 손의 흔들림과 서로 잘 어울려야한다. 왼발을 내디딜때 배합하여 〈흡-흡-〉(들숨)동작을하고 오른발을 내디딜 때 〈호-〉날숨동작을 한다. 이렇게 〈흡-흡-호〉〈흡-흡-호〉하고 한발한발 앞을 향해 나아간다. 머리가 정면에 있을때 〈흡-흡-〉하고 머리가 옆으로 45도로 돌때 〈호-〉한다는 것을 주의해야한다. 여기에서 세가지 문제에 대하여 더 설명할 것을 요구된다.

첫째, 들숨과 날숨은 반드시 평형을 유지해야한다. 어떤 기공책에는 '많이 들이쉬고 적게 내쉬다' 혹은 '짧게 들이쉬고 길게 내쉬라' 했다. 적잖은 환자들이 이런 방법으로 연공하여 종종 차이가 나타났다. 예들들면 들숨이 많고 날숨이 적으면 트림을 하거나 방귀를 뀌는 현상을 일으키고 날숨이 많고 들숨이 적으면 딱꾹질하는 현상이 쉽게 생긴다. 그 원인은 들숨과 날숨이 평형을 잃었기 때문이다.

둘째, 풍호흡법은 옛 기공에선 일반적으로 쓰지 않았다. 그러나 곽림 선생은 그것을 행공에다 사용하였으며 또 자세도인과 서로 배합시켰다. 십여년의 임상실험을 거쳐 이 방법은 일부 만성염증을 치료하는데 효과가 있을 뿐아니라 암을 치료하는데 더욱 효과가 있다는 것을 증명하였다.

4셋째, 곽림의 풍호흡법의 기본공식은 〈흡-흡-호〉이다.

7) 천년호흡법

천년호흡법은 단전호흡, 피부호흡, 수인을 결합한 호흡수련법이다. 양손깍지를 끼고 양엄지를 포갠 뒤 오형벽 모양을 한 후 아랫배 외단전의 위치에 가볍게 올린다. 들숨에 단전을 밖으로 부풀리면서 전신땀구멍으로 우주의 진기를 끌어들린 후 날숨에 단전을 안으로 끌어들이면서 양손의 노궁으로 하단전에 기를 발사하면서 호흡을 한다. 이때 하단전은 황금색 에너지 덩어리가 만들어진다고 생각한다. 호흡방법은 들숨5초 날숨5초부터 시작하여 들숨5초 지식5초 날숨5초 지심5초순으로 점차 늘려나가고 점차로 지식호흡을 늘려나가 마지막에는 태식호흡으로 연결되어야 한다.

전통적인 단전호흡법은 자신의 내기를 이용해 축기를 해야 하므로 시간이 오래 걸리는 것이 단점이다. 수년간 하여도 득기감도 잘 못느끼는 경우도 있다. 따라서 100일간의 축기과정을 거쳐야 했다. 천년호흡법은 우주에 충만된 원기를 직접 체호흡을 통해 몸으로 끌어와서 노궁을 통해 하단전으로 보내기 때문에 쉽게 축기가된다. 대부분 당일에 득기감을 느끼는 경우가 대부분이며 늦어도 1주정도 수련하면 대부분 하단전에 뜨거운 느낌을 갖는다. 천년호흡법은 가장 빠른 축기법이고 기를 기르는 방법이다. 자세는 앉거나 서거나 누운자세 등 어떤 자세에서도 가능하며 꾸준히 수련할 경우 진기가 몸속에 가득 채워지고 배가 고프지 않으며 아무리 일을 해도 피곤해지지 않는 체질로 바뀐다.

〈청정경의 수련 교훈〉

1. 마음에는 인심과 도심이 있다. 인심은 5욕으로 희노애락욕이다. 도심은 5덕으로 인의예지신이 있다.
2. 기에는 청탁이 있다. 기가 맑은 자는 공교한 자가되고 기가 탁한자는 졸열한자가 된다.
3. 중생이 참된 도를 얻지 못하는 것은 망령된 마음이 있기 때문이다. 망령된 마음이 있으면 신을 놀라게 하고 신이 놀라면 만물에 집착하게 된다. 만물에 집착하면 탐하여 구하는 마음이 생겨나는데 이것이 번뇌이다. 번뇌망상이 마음과 몸을 괴롭히면 탁하고 더러운 세계를 만나 정처없이 돌아다니고 늘 괴로운

세상에 빠지며 잠시 참도를 잃는다.

4. 사람몸이 만약 태허(太虛)를 가지면 마음은 무극(無極)으로 돌아오니 어찌 도를 이루지 못하겠는가?
5. 고요함이 지극하면 빛이 나오고 신명이 드러나게 되며 안으로 몸과 마음을 기르니 삼가 영기를 굳게 하면 진성이 스스로 나타날 것이다.
6. 도는 빈마음에 드는 것이다.
7. 세속을 버리면 바쁜 일이 없어지고 바쁜 일이 없어지면 마음이 편해지고 마음이 편해지면 자연에 동화되어 새롭게 바뀌며 결국 도에 이르게된다.

제2편 축기(縮氣)법

• 축기법

1) 축기법의 개요

축기법이란 우주의 에너지를 기의 집이라고 할수 있는 하단전모아 에너지덩어리인 단(丹)을 만들어 정에너지를 생산하는 방법이다. 축기법은 요가나 명상과 구분되는 기공수련법에만 있는 보물수련법이라고 할 수가 있다. 요가나 명상을 통해서는 이완효과 등으로 스트레스관리에 도움이 되나 정을 만들어 생명력을 연장하여 생명력을 연장하는 기법 발전되지 않았다. 따라서 기공수련에서 축기법은 가장 중요한 수련법이라고 할 수가 있다. 기공수련은 축기법으로 시작해서 축기법으로 끝난다고 해도 과언이 아니다. 하단전에 기에너지가 만들어져야 정을 생산할 수 있으며 생명활동을 영위할 수가 있기 때문이다. 하단전에 축기가 되지 않으면 소주천이나 대주천 수련은 특별한 의미가 없게 된다.

기공수련에서 축기법을 소홀히 한 수련법은 반드시 수련의 부작용으로 고생하게 된다. 축기법을 터득하여 정에너지를 만들 수 있게 되면 그이후의 수련은 순풍에 돛을 단 듯이 막힘없이 진행된다. 축기가 되지 않는 상태에서 소주천이나 대주천을 도전한다든지 천목을 개통수련을 하는 경우가 있는데 매우 위험하므로 중단해야한다. 대부분의 수련법들은 하단전의 정확한 위치마저 잘 모르고 수련하므로 수련을 해도 축기가 되지 않고 기공수련을 몇 십년 했는데 특별한 효과가 없다고 하는 경우가 발생되는 것이다.

기공수련의 특수한 수련법은 스승과 제자사이에 비밀리 전수되어 정확한 수련법을 스스로 터득하는 것은 매우 어렵게 되어 있다. 수련관련 수많은 서적들이 저술되고 보급되었으나 핵심수련법은 아직도 공개되지 않고 문파별로 전수되는 실정이다. 따라서 일반인들이 정확한 수련법을 접하고 높은 수준에 오르는 것은 사실상 불가능하였다고 볼 수가 있겠다.

따라서 일반인들은 정확한 단전 위치마저 잘모르고 수련할 수밖에 없었던 것이다. 더구나 백회와 중맥을 연결하는 통로는 수련의 극비로 알려졌고 어느 수련책자에도 중맥의 개념이 나오지 않았던 것이다. 하단전에 단이 만들어지면 중단전, 상단전은 일정한 시간이 지나면 저절로 개발된다. 따라서 일부러 상단전을 개발하기위해 노력 할 필요가 없다. 축기가 되면 더욱 질 높은 기를 생산할 수 있도록 축기수련을 강화해야한다.

효과적인 축기법 수련을 위해 많은 기공수련문파들이 나름대로 발전시켜왔다. 그러나 현재까지 축기법에 있어서 큰 핵을 긋는 비약적인 발전은 이루지 못하였었다. 한국기공과 중국기공의 차이

점은 축기법에 큰 차이가 있다고 볼 수가 있다. 한국기공은 단전호흡을 통한 축기법이 발전되었고 중국기공은 대부분 의념에 의한 축기법이 발전되었다. 축기법측면에서 볼 때 한국기공의 단전호흡법이 중국의 의념축기법보다 앞선다고 볼 수가 있겠다. 수련의 초보자들에게 의념으로 축기하는 것은 매우 어렵다. 도가에서 100일축기를 강조하고 있는데 100일만에 축기하기란 사실상 어렵다고 볼수가 있다. 국내의 단전호흡은 매우 과학적인 축기법으로 배꼽아래의 외단전을 호흡을 마실 때 앞으로 밀고 호흡을 내쉴 때 등쪽으로 당기는 호흡을 통해서 내부의 기를 응축하여 축기하는 방법이다. 이때 집중력을 강조한다. 의념이 가는곳에 기가 가게되므로 수련시에 집중하는 곳으로 에너지가 모이게 되므로 단이 형성된다. 그러나 국내의 단전호흡은 대부분 단전의 중앙에 집중하는 것이 아니라 기해나 석문, 단중, 회음, 장강 등에 집중함므로써 단이 형성이 안된다는 데 있다. 또한 수많은 동작으로 인해 집중이 잘되지 않아 단이 형성되는 것은 사실상 어렵다고 보여진다. 또한 전통적인 수련법으로 시간이 많이 소요된다는 단점이 있다. 단전호흡을 수년간 수련한사람들을 만나보니 단이 만들어진 사람은 극소수에 불과했다. 국내의 단전호흡은 세계최고의 단을 만드는 호흡수련법이나 일반인들에게 보급용으로 개편되면서 수련의 핵심이 흐려졌다고 볼 수가 있다. 단전호흡을 수련했던 우리 선조들은 특이공능을 갖춘 사람이 많았다고 한다. 단전호흡을 수련했던 장군들은 괴력의 힘을 보유하고 있었고 사명대사나 서산대사는 깨달음의 경지에 이를 정도의 초능력을 가지고 있었다. 또한 이황 등 대학자들도 대부분 단전호흡을 수련했다고 전해진다. 따라서 일상생활에서도 단전이 강화되도록 하는 운동법이 많았다고 한다. 예들 들어 아랫배에 빨래를 말릴 때 사용했던 무거운 돌이 다드미돌을 배위에 올려놓고 단전을 수련하였는가하면 장작패기 등을 통해 단전을 강화하는 등 단전강화법은 생활화되었었다고 전해진다.

단전에 단이 형성되고 정이 형성되는 원리는 열역학법칙에 의해 증명되었다. 하단전에 기가 응집되어 고도로 압력이 높아지면 기가 액체로 변하게됨으로써 우주의 원기가 체내에서 만들어지는 것이다. 단을 통해 생성된 정은 생명의 물이다. 예수께서도 너 몸속에 생명의 물을 마시면 영생할 수가 있다고 했다. 생명의 물이라는 축기를 통해 만들어진 정에너지인 것이다. 다음은 일반인들도 쉽게 생명의물을 만드는 축기법을 수련할 수 있는 방법을 소개한다.

2) 천년호흡 축기법

천년호흡 축기법은 필자가 종합한 축기법이다. 단전호흡과 피부호흡, 의념과 파동수인법을 결합함으로써 각기공의 가장 우수한 장점을 종합하여 개발된 축기법이다. 천년호흡축기법이라는 명칭은 장수를 바라는 의미가 함축되어 있다. 장수하는 동물이나 식물은 천년을 살수 있다고 한다. 천년된 소나무, 천년학, 천년거북이등 장수를 대표한다. 장수동물이나 식물로부터 장수의 비법을 배워야한다. 장수식물은 비가오나 눈이오나 끊임 없이 명상하면서 세월을 보낸다. 장수의 상징인 거북이는 피부호흡을 통해서 우주의 에너지를 직접 채집하면서 생활한다. 만물의 영장이라고 할 수 있는 인간은 고작해야 100년도 못산다. 필자의 천년호흡법을 익히면 장수는 보장 할 수 있다고 확신한다.

하늘에서 자연적으로 부여한 125세의 천수도 못살고 70-80세에 생명을 다하는 것이 현실이다. 필자의 목표는 인간의 생명을 건강하게 오래 도록 하는데 있다. 대부분의 사람들은 오래살기를 원하지만 조건은 질병없이 오래살기를 바란다. 자식들에게 피해를 주면서 오래살기를 원하지 않는 것이다. 필자가 개발한 천년호흡법은 축기법이라는 이름으로 많은 사람들에게 전수되었다. 필자의 천년호흡법을 수련한 결과 대부분의 반응은 에너지가 생기고 회춘한다는 것이다. 70대의 할아버지가 필자의 천년호흡법을 수련하고 흰머리가 검은머리로 변했다는 소식을 들었다. 또한 어떤분들은 수련의 한계를 극복하고 공중부양의 단계까지 진보했다는 분도 있다. 대부분의 공통된 반응은 질병이 자연치유되고 회춘되었다는것과 아프지 않고 살아간다는 것, 그리고 잠재능력이 개발되어 특수공능이 출현했다는 것이다.

필자의 천년호흡법은 하루아침에 개발된 것이 아니라 수많은 수련법을 체험하고 터득하면서 완성된 것이다. 천년호흡법의 구성요소는 단전호흡, 피부호흡, 의념, 취기장 형태의 수인법이 핵심이다. 너무나 간단하고 배우기쉬워 바쁜 현대인들에게 꼭 맞는 수련법이라고 할 수가 있다. 바쁜 현대인들에게 전통적인 수련법을 권유하는 것은 무리라고 할 수가 있겠다. 매일 수련장에 나가 하루에 몇시간씩 시간을 투자하도록 하는 것은 사실상 어렵다. 필자도 서초동에 최초에 단전호흡수련장을 만들어 지도하였으나 회원수가 늘지 않았다. 대부분 시간이 없는 바쁜 사람들이기 때문이다. 난치성 질병에 걸려 있는 사람들도 회사일이 더 중요하지 건강을 위해 수련하는 시간을 낼 수가 없는 것이 현대인들의 삶이다. 따라서 빠른 것을 좋아한다. 필자는 정기적인 단전호흡수련 지도를 포기하고 현대인들에게 맞도록 자가수련법을 발전시켰다. 단 몇 시간동안 수련지도하고 자가에서 수련하도록 지도하는 방식으로 방향을 바꾸자 주말을 이용해서 수련에 참가하는 회원이 늘어났다.

천년호흡법은 단 1주일만 하여도 축기가되어 하단전에 득기감이 느껴지는 신기한 효과가 있다. 전통적인 축기법은 내기를 이용해서 축기를 하였으므로 시간이 많이 소요되고 축기가 잘 안되었으나 천년호흡법은 내기뿐만 아니라 우주에 충만된 에너지를 직접 채집하여 하단전에 축기시킴으로 축기가 빠른 것이다. 축기가 어렵다고한 사람들도 필자가 직접 지도하면 대부분 1시간이내에 축기의 원리를 터득하고 직접 축기의 효과를 체험할 수가 있게 된다. 구체적인 방법은 다음과 같다.

(1) 수인법 : 파동호흡법에서 가장 중요한 동작은 수인법이다. 본 수인법은 필자가 개발하였으므로 필자의 호를 따서 삼명수인법이라고 명명하였다. 삼명수인법은 양손을 수련모형에서 보는바와 같이 깍지를 끼고 엄지손가락을 십자모양으로 하여 위로 향하게 한다. 이때 양손바닥은 기가 나오는 노궁혈을 마주

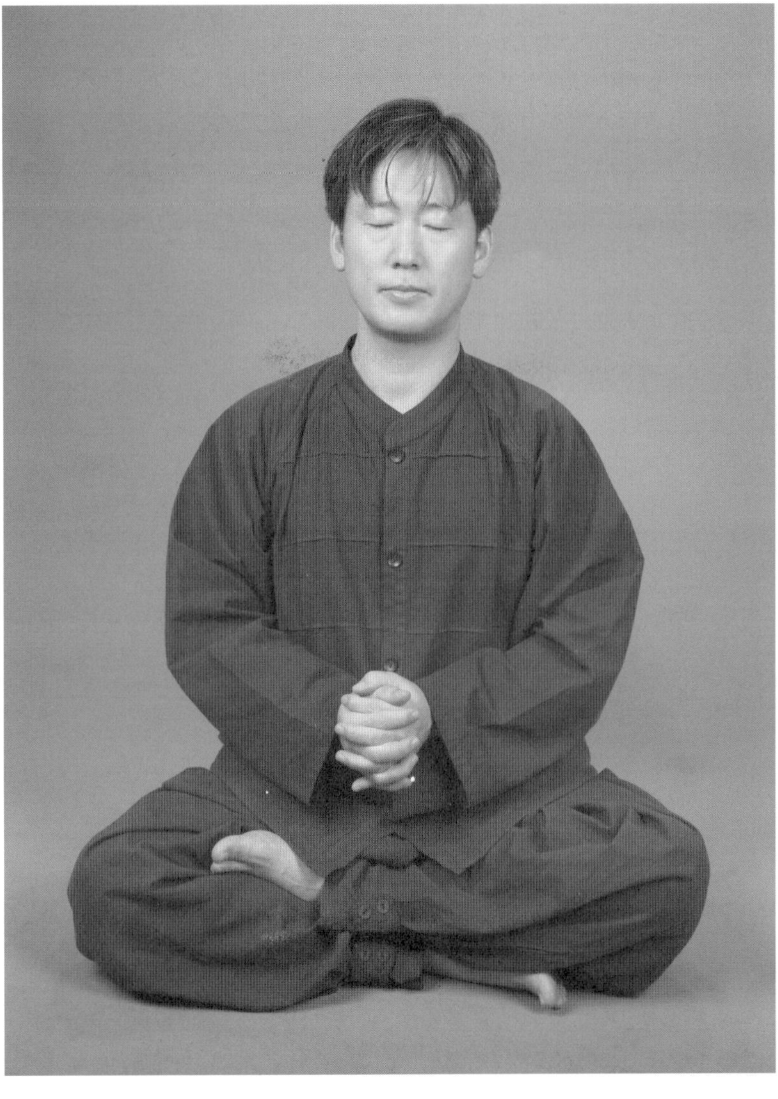

〈천년호흡법 수련 모형〉

보게 하고 손바닥 공간은 공모양의 공간을 만들고 손뿌리의 입구는 호구를 만들어 기가 하단전으로 들어갈 수 있는 통로를 만든다. 수인의 위치는 배꼽아래에 두고 수인입구가 하단전을 향하도록 해야 한다.

(2) 자세 : 자세는 결가부좌나 반가부자, 평좌 등 자신에게 맞는 자세를 취하고 백회와 회음의 중맥이 일직선이 되도록 한다. 턱은 약간 당기고 혀는 윗천정에 가볍게 붙혀 소주천이 연결되도록 하여야한다. 눈은 가볍게 감고 하단전을 집중한다.

(3) 의념 : 하단전에 황금색 에너지뭉치가 있다고 생각한다. 수련에서 가짜를 빌어 진짜를 수련한다는 말이 있는데 생각하면 나중에 진짜 이루어진다는 의미다. 황금색 에너지 뭉치를 강하게 의념하면 파동의 원리에의해 진짜 단이 만들어진다.

(4) 호흡 : 호흡은 단전피부호흡을 한다. 단전피부호흡이란 단전호흡과 피부호흡이 결합된 호흡법으로 호흡을 마실 때 외하단전이 밖으로 나오면서 동시에 전신땀구멍을 통해 우주의 진기가 체내로 들어온다고 생각하고 호흡을 내쉴때는 외하단전이 등쪽의 명문혈로 들어가면서 동시에 의념은 몸속에 탁기, 병기, 불필요한기가 체외로 모두 빠져나간다고 생각하면서 호흡을 한다. 몇회 정도 피부호흡을 통해 몸을 정화한 후에는 같은

방법으로 날숨을 양손바닥의 노궁혈로 하면서 외기를 발사한다. 취기장이 형성된 삼명수인에 의해 우주와 교류하면서 뜨거운 열기가 생산되면서 하단전으로 우주의 기가 들어가게 하는 것이다. 호흡은 들숨과 날숨모두 코로하면서 단전호흡을 하면서 피부호흡의 의념을 확대하는 것이다. 처음에는 코로 호흡을 하게 되나 수련이 진척될수록 피부호흡으로 변하게 된다. 숙달이되면 자세만 취해도 우주의 기가 하단전에 모이면서 축기가된다.

(5) 효과 : 하단전에 결단이 빨리된다. 아랫배가 천녀호흡을 하는 순간부터 따뜻해지기 시작하며 후끈거리기 시작한다. 단이 만들어지면 단침이 생기고 내광이 보이기도 한다. 축기가 진행되면서 피부가 맑아지고 에너지가 넘치게 된다. 매사에 자신감이 갖게 된다. 또한 전신경락이 피부호흡을 통해 뚫어지게 되어 어떠한 난치병도 즉시 낳게 되는 신통한 효과를 가져오게 된다. 천년호흡을 하는 순간 과거의 건강에 자신 없는 나약한 체질에서 자신 있는 체질로 변모하게 됨을 스스로 느낄 수가 있게 된다. 복부비만과 변비가 없어진다. 수련이 진척되면 먹지 않아도 배가 고프지 않는 벽곡현상이 나타날 수가 있으며 공중부양 등 특이공능이 출현되기도 한다.

필자는 천년호흡수련으로 많은 출양신 현상을 경험하였다. 주로 잠들기 직전에 출양신 현상이 나타난다. 발바닥으로부터 우주의 에너지가 들어오는 순간 몸전체가 솜털처럼 가벼워지기 시작한다. 초급단계에서는 몸전체가 가볍게 천장까지 부양을 하게 되고 한참 후에 저절로 내려오는 현상이 발생한다. 이런 단계를 몇 번 경험하고 나면 의식적으로 출양신을 시도해볼 수가 있다. 몸이 가벼워지고 출양신 현상이 일어나려고하면 의념으로 집밖으로 올라가본다. 신기하게도 출양신 현상이 발생된다. 이때가보고 싶은 곳을 가볼 수가 있다. 필자는 한강의 발원지로부터 한강하구까지 공중에서 여행한 경험이 있다. 또한 명절에 고향에 갈수가 없을 때 출양신을 하여 고향에 다녀온 적이 있다. 또한 몸속에 불덩어리 형태의 에너지가 들어와서 막힌 경락을 스스로 뚫어주는 현상이 발생하기도하였다. 그러나 도가 높아질수록 마장이 크다는 말이 있듯이 통제할수 없는 상황이 발생하기도 한다. 이런 경우 고급기공수련편에 소개된 수몽피갑호신술을 활용하면 쉽게 마장에서 빠져나올 수가 있다. 이러한 초능력 현상은 진생수련을 방해하므로 많은 선인들은 추구하면 안된다고 하였다필자는 그 후에는 초능력보다 더높은 차원의 실현을 위해 초능력현상의 실험을 하지 않고 있다.

3) 우주 고급능량 채일정월화 채집법

우주에서 가장 강한 에너지의 상징은 해와 달이다. 해는 양의 상징이고 달은 음의상징이다. 해와 달의 기를 채집하는 수련법을 채일정월화라고한다. 해와 달의 기운을 몸속에 채집하면 공능이 빨리 오르게된다. 따라서 대부분의 고급수련편에는 태양빛과 달빛을 이용한 특수공능개발법이 많이 발전되어 있다. 수련중의 공능은 광의 형태로 출현한다. 기가 충족하면 빛의 형태로 바뀌게 되는 것이다. 기를 수련하여 광으로 변모시키려면 많은 시일이 소요가 된다. 따라서 직접 달과 해의기를 채집하면 신속하게 목적에 도달할 수가 있는 것이다. 오전에는 태양의 기를 수집하고 밤에는 달의 기를 수집하는 것이 좋다.

(1) 태양에너지 채집법

매일 해가뜰 때 30분씩 채집한다. 해의기를 채집하는 방법은 해를 직접보면서 채집하는 방법과 심상을 이용하여 해의 기를 채집하는 방법이 있다. 처음에는 직접 해를 보면서 채집하는 것이 좋고 어느 정도 채집 후에는 심상으로 채집해도 된다. 직접 해의 기를 채집하는 방법은 아침에 일어나 해가 떠오를 때 해를 보면서 해를 입에 삼킨다고 생각하고 해삼키기를 36회 한다. 심상으로 수집하는 방법은 마음으로 태양을 생각하고 코로 들숨시 해를 천목혈까지 들어온다고 생각하고 태양의 빛이 온몸을 밝게 비춘다고 생각한다. 호흡은 들숨이 길게 날숨이 짧아야한다.

(2) 달의기 채집법

음력 13-16일까지 달을 36회 하단전에 삼킨다. 달의 기를 채집할 때는 달을 멍하게 바라본 후 상단전과 달사이에 호수가 있다고 생각한 후 들숨에 상단전으로 달을 가져오고 날숨에는 상단전에서 하단전으로 달을 보내면서 채집한다. 심상으로 채집할 때는 들숨으로 달이 깨알만하게 상단전으로 들어오고 날숨에는 달이 점점 커지면서 원위치로 돌아가는 것을 36회 수련한다. 달빛은 음성이다. 수련은 양성에서 음성을 수련하는 것이다. 또한 달빛은 보약처럼 허약한 체질을 강하게하는 특수한 효과를 가지고 있다.

4)유형 / 무형의 기채집

(1) 유형의 기채집

유형의 기란 명산이나 나무, 바위등 좋은 에너지를 가지고 있는 양성물질로부터 기를 채집하는 방법이다. 우리는 여행을 하거나 명승고적을 찾을 때 에너지장이 높은 유형의 물질이나 장소를 만날 수가 있다. 대부분 고급 능량을 가지고 있는 물질은 명당지역에 위치하는 물질이나 공간이다. 일반인들은 풍수지리를 잘 모르기 때문에 어떤 장소, 어떤 물질이 명당인지 좋은 에너지를 가지고 있는지 잘 모르기 때문에 유형의 기를 채집할 때는 주의해야한다. 하단전에 축기가되고 에너지장을 볼 수 있는 능력이 되면 에너지장을 보고 좋은기 나쁜기를 판단이 가능하다. 일반적으로 좋은 물질과 장소는 파란색, 황금색, 하얀색, 오색등의 맑은 색을 가지고있다. 모든 물체는 고유의 에너지장을 가지고 있으므로 에너지장을 판단하면 물질의 특성을 판단할 수가 있다. 흑색이나 회색의 에너지장을 가지고 있는 물질이나 산에서 기채집은 금물이다.

또한 사람에게서도 좋은 에너지를 채집할 수가 있는데 모든 사람들이 좋은 에너지장을 가지고 있는 것은 아니다. 병을 가지고 있는 환자나 노약들로부터 기를 받는다든가 기채집을 하면 기를 얻는 것이 아니라 병기를 얻는 결과가 되므로 주의해야한다. 특히 기공사나 사람들 만지는 지압사 등은 건강한 신체를 가지고 있어야하며 부단한 수련을 통해 좋은 에너지장을 갖도록 하지 않으면 안된다. 수련하지 않는 사람들은 기공치료나 수기요법을 하는 것은 자신뿐만 아니라 타인에게 피해를 줄수 있다는 사실을 인식해야한다.

좋은 에너지를 가지고 있는 유형물질로부터 기를 채집하려면 기를 받고자하는 물질과 파동을 연결해야한다. 기를 채집하기 전에 먼저 에너지를 받을 수 있는 조건이 형성되어야한다. 채집하기 전에 동쪽이 아닌 다른 방향으로 자신의 병기, 탁기 등 불필요한기를 3회 날숨으로 배출한다고 생각하며 배출 시킨 다음 채집한다. 채집하는 혈은 인당, 백회, 단전, 노궁 등 인체의 어떤 부위라도 가능하다. 그러나 반드시 채집된 기는 하단전으로 보내야한다. 채집하고자하는 대상에 전신에 힘을 뺀후 멍한 상태에서 집중하면서 기채집하는 대상으로부터 나에게 필요한 능량, 에너지가 내 몸속으로 들어온다고 생각하면 유형의 에너지가 들어온다. 채기목표에 의념으로 파이프를 연결하여 파이프를 통해 에너지가 들어온다고 생각해도 된다. 하단전에 에너지가 충만 되면 전신을 폐문하여 들어온 기가 밖으로 세어나지 못하도록 한다. 기채집간에도 덕이 중요시된다. 기를 채집할 때는 필요한 만큼 에너지를 빌린다는 생각으로 채집해야하며 채집후에는 감사의 의념을 보내야한다.

(2) 무형의 기채집

무형의 기채집은 고급기채집이다. 형태가 없는 우주속에 나에게 필요한 고급 능량에너지를 채집하는 방법이다. 우주에는 우리에게 필요한 어떠한 물질이라도 존재하며 얻을 수 있다. 무형의 기채집은 우주와 일체가 되는 밀법이다. 무형의 기채집은 우주와 파동을 일치시키는 방법이다. 우주의 파동은 보통 알파파 이하의 파동을 가지고 있다. 통상 7.5HZ정도라고 한다. 따라서 우주의 무형의 기를 채집하려면 알파파상태로 자신을 만들어야한다. 우주자연은 인간에게 무한한 에너지를 주려고 하지만 사람들이 준비를 하지 못하기 때문에 받지 못하는 것이다.

무형의 기를 많이 채집하려면 항상 마음이 평온해야 한다. 평온한 마음은 신체를 이완시키고 부교감신경이 활발하게 활동할 때 가능하다. 우리가 잠을 자는것도 무형의 기를 채집하는 과정인 것이다. 평소에 마음이 평온하고 교감신경을 과도하게 자극을 주지 않으려면 가장 중요한 관건은 덕을 쌓는 것과 밀접한 관련이 있다. 수련자들은 무형의 기를 끓임없이 채집하여야 공능의 발전이 있는데 일상적인 일로 심신상태가 피곤하고 경직되어 있고 스트레스를 받고 있다면 무형의 기는 절대 들어올 수가 없다. 따라서 덕은 고차원의 수련법이라고 하였다. 무형의 기채집 혈위는 보통 백회다. 온몸을 이완시킨 다음 백회에 의식을 집중하고 백회부위에 힘을 빼버리면 무형의 우주의 기가 온몸에 충만된다. 인체의 압력과 우주의 압력은 차이가 있으므로 기를 받는 부위에 힘을 빼버리면 압력에 의해서 기가 저절로 들어오는 것이다.

5) 기타 축기법

(1) 하단전을 강화시켜 축기시키는 방법

서서 기마자세로 아랫배에 힘을 준 다음 코로 공기를 천전히 들이 마신후 아랫배가 약간 불룩하게 튀어나오도록 한다음 호흡을 정지하면서 양주먹으로 아랫배에 기합을 주면서 강하게 두드린다. 한번 두드린 다음에는 조용히 코로 숨을 내쉬면서 편안한 상태가 되도록한 다음 다시 아랫배에 힘을 주고 동작을 반복한다. 코로 숨을 내쉴때 한꺼번에 모두 뱉지말고 아주 서서히 조금씩 내뱉도록하는 것이 중요하다. 1회에 30회 정도 실시한다. 들숨을 통해 에너지가 하단전에 모였을 때 기합과 주먹으로 두드려서 기를 농축시켜서 원기를 만드는 원리다.

이방법은 선조들이 수련했던 원기를 만드는 방법이다. 일정한 기간동안 수련하면 아랫배가 단단해지고 원기가 만들어지면서 피로감이 사라지고 항상 생동감 있는 생활을 할 수가 있게 된다. 원기가 축척될수록 힘의 원천이 되며 아무리 몸이 약한 사람들이라도 강한 체력의 소유자로 변하게 될 수가 있다. 과거에는 육체적인 노동을 통해 자연적으로 아랫배에 힘이 들어가 원기가 만들어졌으나 현대인들은 아랫배에 힘을 줄 일이 별로 없기 때문에 별도로 아랫배를 단련하는 수련이 필수적이다.

(2) 천지인합일 양생장에 의한 축기법

천지인합일 양생장은 하체를 튼튼히 하면서 단전에 원기를 만드는 수련법이다. 현대인들은 걷는 양이 적어 하체가 대부분 무력하다고 볼 수가 있다. 따라서 하체가 약하게 됨에 따라 기가 상체로 모이게 되어 기의 중심이 무너져서 허약체질로 변하게 되는 것이다. 이와 같은 문제점을 해소시키기위해 주기적으로 천인합일 양생장을 수련함으로써 보완할 수가 있는 것이다. 구체적인 수련방법은 다음과 같다.

① 자세 : 양발을 어께넓이보다 약간더벌려 마보참장의 자세를 취한다음 약간 무릎을 구부려 하단전에 힘의 중심이 오도록 한다. 양쪽다리는 의념으로 땅속에 9자 깊이이로 들어가 천지인 합일이되어 나는 나무처럼 움직이지 않는다고 생각한다. 양팔을 손바닥이 밑으로 향하게 한 다음 가볍게 앞으로 뻗

는다. 이때 겨드랑이는 약간 띠워야하며 손가락사이사이도 약간의 틈이 있어야한다. 팔을 쭉뻗지말고 약간 구부리면서 긴장이 생기지 않도록 뻗는것이 중요하다. 혀는 윗천정에 가볍게 붙이고 입은 자연스럽게 다문다. 얼굴의 양미간은 내면의 미소를 짓고 턱은 약간당겨 백회와 회음이 일직선이 되도록 한다. 눈은 자기의 정면의 특정한 곳에 집중하고 자연적으로 눈이 감도록 한다.

② 의념 : 호흡을 마실때는 우주의 진기가 땀구멍으로 들어와 하단전으로 모이고 호흡을 내쉴때는 자신의 손가락으로 몸속의 독소,사기,불필요한기가 나간다고 생각하고 우주와 하나가 되었다고 생각한다.

③ 호흡 : 호흡은 역단식 체호흡이다. 역단식 체호흡은 단전호흡의 반대로하는 호흡법으로 호흡을 마실때는 외단전이 명문쪽으로 당겨지고 호흡을 내쉴때는 외단전이 밖으로 볼록하게 나오게하는 호흡법이다. 호흡을 마실 때는 항문을 강하게 조이면서 신장까지 끌어올린다 생각하고 올리고 내쉴 때는 항문을 풀어놓고를 반복한다.

④ 효과

음양을 조절하고 체력을 향상시키며 상실하허를 상허하실로

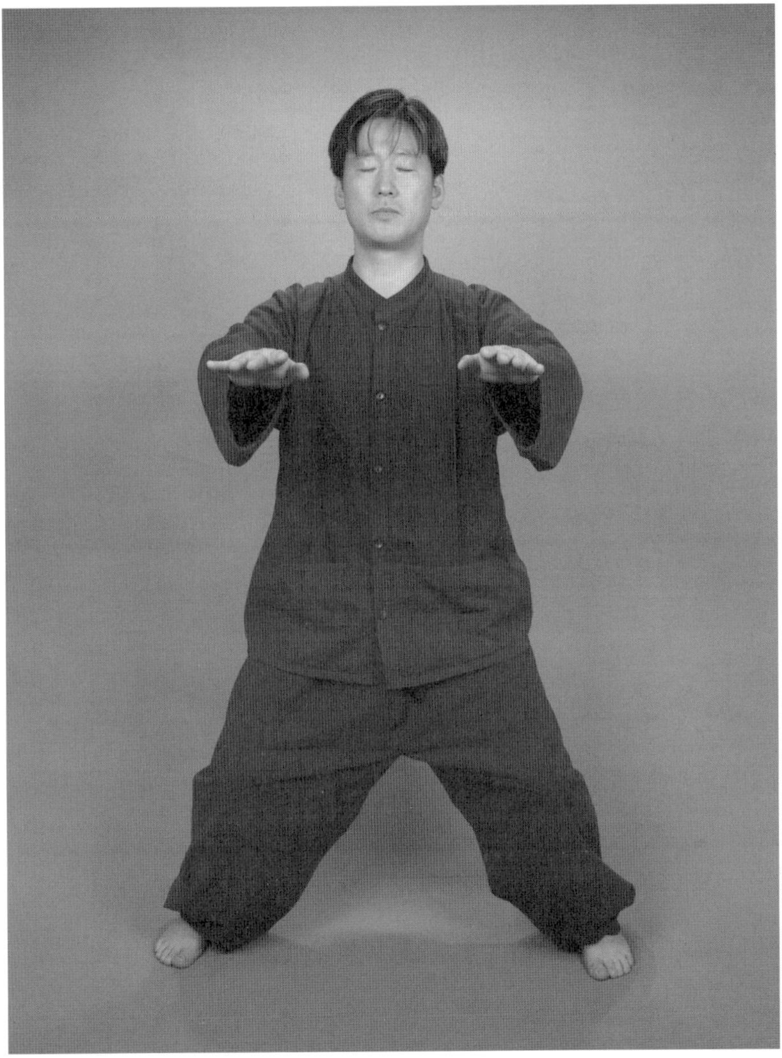

〈천지인 합일 양생장 수련모형도〉

되게하며 내기를 충만하게하여 하반신을 튼튼하게 한다. 위장계통 질병치료에 효과가 좋으며 경락소통이 잘된다. 특히 비만치료에 탁월한 효과가 있고 역단식 체호흡으로 위장이 오장육부가 마사지되어 튼튼해진다. 특히 신장이 좋아지므로 장수에 특별한 효과가 있다. 본 수련법을 꾸준히 하면 세포호흡으로 변하게 되며 태식수련으로 가는 기초를 닥는다. 또 채기, 관기, 취기, 발기 공능을 키우므로 수련자 공능공력 차원이 쾌속으로 증진된다.

6) 특수혈 열기

다음의 혈들은 유형과 무형의 기를 채집하여 인체의 특수공능 유발에 필요한 중요한 혈이다. 고급수련에서든 다음의 혈들을 개통시킬 것을 요구하고 있다. 어떤 문파에서는 특수한 혈에 공능이 있으므로 다음의 9개의 혈들이 개발되면 특수능력이 개발된다. 9개 혈중 특별히 민감한 혈이 있는데 자신의 공능점이므로 수련하면 특수공능이 나오게된다.

(1) 회음혈 열기

회음은 기수련에서 관건혈이다. 회음은 위로는 용천혈과 통하고 아래로는 용천혈과 통한다. 즉 회음은 수련에서 기를 채집하는 혈이다. 즉 기를 많이 빨리 내몸에 들여 오려면 반듯이 회음혈이 열려야 한다. 만약 회음이 열리지 않았을 때에는 회음은 채기혈인 것이 아니라 기가 흩어지는 혈이다. 때문에 수련에서는 회음을 열어야한다. 회음은 음교부위이다. 즉 기는 음교에서 생기는 것이다. 수련에서 내기를 인생(引生)하려면 반듯이 신광으로 음교혈을 지켜야 회음이 열린다. 수련에서 음교혈이 열려야 기경 8맥이 통할 수 있으며 회음이 열려야 대주천이 순통될 수 있으며 회음이 열려야 중맥이 열릴 수 있다. 또 중맥이 열려야 만이 출양신이 될 수 있고 회음이 열려야 태식으로 넘어갈 수가 있다. 회음을 여는 비결은 아래와 같은 몇가지 수련법과 제세 조정을 할 수 있다.

① 들숨에 항문과 음부를 강하게 조인다. 날숨은 자연스럽게 풀어준다. 이공법 수련할 때 반듯이 온몸을 느슨히 하고 항문과 음부를 조이는 외에 그 어느 부위나 긴장하거나 힘을 넣지 말아야 한다. 호흡은 들숨에 좀 숨을 죽이며 쪼인 다음 날숨은 자연스럽게 한다. 이렇게 36번 호흡을 배합하여 수련한다. 관상으로 회음을 여는 방법은 회음에 불덩이가 있다 생각하여

회음혈을 집중한다. 너무 뜨거워지면 그 불덩이를 생각하지 말고 회음혈만 집중하면 그 뜨거운 열기는 점점 위로 오르면서 심장에까지 열기가 퍼질때까지 집중하고 수련을 종료한다.

② 수련시 회음혈이 열려야한다.

평상시에 의자에 앉을 때에는 의자의 1/3 앞부분에 엉덩이를 닿게 하여 회음을 누르지 말아야 한다. 방석에 앉을 때에는 방석을 1/3로 접고 회음을 누르지 말아야 한다. 서기공을 수련할 때에는 회음을 열려면 발끝을 평형보다 좀 앞으로 즉 내 8자형으로 서야 회음이 열린다. 수련에서 흔히 자발동공이 나타나는 사람들은 주로 발끝을 밖으로 외 8자형으로 몸이 온당하지 못하였기 때문이다.

(2) 노궁혈 개발

노궁은 인체 가장 민감한 부위로 우주 안테나와 같은 역할을 한다. 손은 발사장치도 있고 접수장치도 있고 확대 분석처리 장치도 있어 마치도 인공위성의 수신 안테나와 도 같다. 기수련에서 우주의 높은 기, 전기, 소리, 능원, 빛 에너지등 모든 것과 파장은 노궁으로 접수하며 고명한 스승의 높은 공력을 모두 노궁으로 채집하여 받아드릴 수가 있다. 더욱이 특이공능 방법으로 사람을 찾아준다든가 물건을 찾는다든가 지하 매장물 탐지, 지하수원탐지 천리병진단과 병치료 모든 것은 노궁이 열려야 형성될 수가 있다. 또한 노궁혈은 외기를 발사하는 곳으로 노궁혈이 개발되어야 기를 발사할 수가 있고 기치료를 할 수가 있게 된다.

노궁혈 수련방법은 먼저 노궁으로 기감 느끼기 수련을 열심히 하여 자기의념이 임의대로 노궁으로 기를 채집할 수가 있고 양기, 음기, 탁기 사기, 독기등을 능히 느낌으로 감별할 수 있는 정도까지 수련해야 한다. 이러한 수련은 일반적으로 약 60일정도 수련을 하여야한다. 그다음 압구공, 포구공, 기굴리기공 나기공 수련을 열심히 쌓아 노궁의 느낌을 키워야 한다. 만약 이상이 수련이 잘 되지 않을 때에는 한 번에 박수를 손가락을 최대한 느슨히 하고 양손의 노궁혈을 부딪치도록 108번의 박수를 친다. 박수를 쳐 노궁혈을 진동과 자극으로 막힌 것을 개통시킬 수 있다. 박수를 치는 수련은 약 5-7일 정도로 수련하여야 한다.

(3) 하단전 열기

양손의 노궁혈을 마주하고 하단전 앞에서 팔을 벌렸다 좁혔다를 하는 나구법으로 하단전에 우주의 기를 쾌속으로 들어올수가 있다. 나구법을 할 때 처음 일정한 기간 동안 나기를 수련한 다음 그다음 호흡법을 병행한 무화 나기법을 수련한다. 무화 나기법을 수련할 때에는 반듯이 호흡을 배합하여 개합하고 축기법을 병행한다. 들숨에 양손의 노궁혈을 벌리면서 의념으로 하단전이 열린다고 생각하면 우주의 에너지가 쾌속으로 하단전에 들어온다. 날숨에는 양손의 노궁을 마주대하면서 하단전이 닫혀진다고 생각하면 반복수련한다. 양손끝은 몸밖으로 향하게하한다. 꾸준히 수련하면 하단전이 열리게되고 쾌속으로 우주의 초능량을 하단전으로 가져와 축기를 할 수가 있게된다.

(4) 중단전 열기

하단전에 나구공이 끝난 다음 두손은 연이어 손끝은 위로 향하고 전중혈앞에서 나구법을 수련한다. 중단전에 나구할 때에는 그 어떤 다른 무화개화법이라든가 중단전을 개합한다든지 이러한 의념을 두지말고 그냥 나구만 진행하여야 한다. 특히 중단전에 기가 뭉치지 않도록 하는 것이 중요하다. 중단전은 심장이 위치한 중요한 곳이다. 이곳이 열리게되면 흉선의 면역력이 높아지고 심폐기능이 획기적으로 좋아지게된다. 또한가슴에 쌓였던 마음의 찌꺼기들이 일시적으로 제거되는 효과를 볼수가 있게된다.

(5) 상단전 열기

하단전과 중단전에 나구가 끝난 다음 상단전을 열어야 한다. 상단전을 열 때에는 두손이 손끝을 위로 향하고 나구를 해야 한다. 나구는 의념으로 두손이 노궁이 갈라져 밖으로 나갈 때 상단전도 함께 연다 생각한다. 상전전 나기는 18번을 넘지 말아야 한다. 그것은 기 느낌이 강하므로 신체가 허약한 사람들은 될수록 적게 하여야 한다. 특히 고혈압, 상기되는 사람, 연공전과 연공시에 마음이 불안하고 온정하지 못한 사람들은 절대로 상단전에 나기법을 하면 안된다. 그러나 신체가 건강하고 공능공력이 일정한 차원에 도달하였을 때에는 상단전에 나구할 때 의념으로 상단전 부위에 약 10센치 길이인 고무줄 중간을 상단전에 고정시켰다 생각하고 나구할 때 양 끝에 고무줄을 같이 당겼다 놓는다고 생각하며 반복수련한다. 상단전에 고정시킨 고무줄이 앞뒤 끝을 당겼다 놓으면 그 고무줄은 모두 상단전을 튕기게 되므로 상단전이 진동과 자극을 받는다. 상단전이 수련은 송과체를 진동시켜 격발되여야 상단전이 튀는 것이다.

그다음 상단전 열기법으로는 두손의 노궁을 자기얼굴에 마주하고 두손가락은 마주하면서 좀 굽혀 상단전을 땅긴다 생각하며 개합단전법으로 반복수련한다. 상단전 나구는 특히 몸을 충분이 이완시키고 마음을 편안하게 한상태에서 좋은 환경속에서 모든 잡념을 버리고 수련에 임해야한다. 일반적으로 상단전 나기를 할 때 정상적 공효 느낌과 부정적인 편차 느낌을 잘 감별하여야 한다. 정상적인 공효느낌은 상단전 부위에로 온 이마 피부가 죄여드는 느낌이 나며 정신은 맑고 개운하고 기분이 상쾌하고 눈도 잘 보이는 것이다. 그러나 부작용인 편차느낌은 기가 상단전에 모이는 것이 아니라 기는 상기 혹은 두눈섭사이 코뿌리의 상근에 기가 모여 있는 것이다. 이러한 느낌은 긴장하였거나 의념이 너무 과도하였거나 급히 목표를 이루려고할 때 발생되는 것이다. 그 느낌들로는 전체앞이마가 전부 멍하고 아프며 정신이 안나고 무었을 보던지간에 흐리터분하고 심지어 빙빙 돌면서 어지럼증과 메스거운것이 동반한다. 만약 수련중에서 이러한 현상이 나타나는 사람은 그 즉시에 공을 걷우고 주위력을 상단전을 지키던대로부터 분산시켜야하며 운동양을 늘려야 한다. 만약 몇일 후 혹은 일주일후 다시 수련할 때 역시 이런 현상이 있으면 역시 공을 수련못하며 어느 때 수련하여도 그러한 느낌이 없다할 때 다시 수련을 시작해야 한다.

(6) 백회열기

상단전 열기를 끝낸 다음 백회를 열 때에는 두 손가락은 마주 향하고 백회를 땅긴다 생각하며 두 귀부위에까지 나구한다. 이수련을 일정한 정도로 한 다음 꼭 백회에서 상단전에와 나구하고 상단전에서 다시 중단전으로 중단전에서 다시 하단전으로 순서를 해야 한다. 하단전부터 백회까지 열기수련은 꼭 하단전에서 시작하여 백회까지 백회에서 하단전에 내려와 공을 마무리 지어야 한다.

(7) 옥침열기

뒤에 나구공을 끝낸 다음 두손을 열이 날정도로 비빈 다음 두 손을 교차하고 노궁을 옥침부위에 향하고 옥침을 3분 동안 쬐이면서 의념은 옥침부위에 우주에 일체 능량을 취집한다 생각한다. 이렇게 반복적으로 수련한다 또 다른 한가지 방법은 무화옥침 개통법을 수련하여야 한다.

수련방법은 한손이 노궁으로 옥침부위를 잡고 들숨에 우주에 일체 에너지를 들여와 임맥을 따라 독맥에 옥침까지 들여온 다음 숨을 참기 어려울 정도까지 정지하였다 손을 옥침에서 떼는 순간에 입으로 날숨을 토한다. 무화옥침 개통법을 할 때 가히 혀를 위 잇몸에 가볍게 대고 동시에 눈을 감으면서 들숨을 하며 날숨에는 눈을 뜨면서 동시에 혀를 떼면서 토기를 한다. 이렇게 수련하면 옥침이 열리게 되며 옥침이 열리면 머리가 맑고 기억력이 증강되며 얼굴에 윤기가 나고 붉어지며 청춘이 되돌아 온다.

(8) 소해, 곡지열기

두 팔을 굽혀 가슴 앞에 가져오되 두팔이 손가락은 각기 좌우팔이 팔굽 부위에 가져와 한손이 중지는 다른 팔굽이 곡지혈을 대칭되게 가르키고 다른 손 중지는 다른 팔이 소해혈에 대칭되게 가르켜야 한다. 소해와 곡지에 기를 발사하는 시간은 약 3분 동안이다. 그다음 두팔을 상하를 바꾸어 위에 방법대로 3분 동안 발사한다.

(9) 명문열기

두손을 열이 날 정도로 비빈다음 두 신장부위를 3분 동안 쬐우면서 의념은 우주에 진기와 일체능원은 두신장과 명문에 들여온다 생각하며 3분 동안 수련한다. 명문열기 또 다른 하나의 방법은 앉은 자세는 공을 연마하거나 사업할 때 일상생활에서 앉은 자세는 반듯이 허리는 꼭 펴야하며 허리를 펴고 앉는 습관을 양성하여 그것이 하나의 조건반사를 이루어 형정기순이 되어야 한다. 즉 자세가 올바르지 못하면 기 흐름이 순조롭지 못하며 기흐름이 순조롭지 못하면 의념이 온정하지 못하면 기가 혼란한 것이다. 즉 형정기순이 되게 조건반사를 형성한다면 임의적으로 내가 기를 연마하겠다 할 필요 없이 그때에 그 조건반사 자세를 취하기만 하여도 기가 나를 수련하게 된다.

이상에 인체 잠재한 특이공능 혈위 개발은 각공법을 별도로 수련하여 열수가 있다. 그러나 하단전에서 백회까지 열기는 하단전 열기를 많이 하는 것이 비교적 좋다. 예를 들면 하단전은 임맥 독맥 충맥 경락이 흐르는 시작출발점이며 12경맥 뿌리이며 호흡 이문 삼초의 근원이며 진기가 승강개합하는 중심환절이며 남자는 양정 여자는 임신할 수 있는 곳이다.

하단전은 앞으로 배꼽과 통하며 뒤로는 콩팥과 통하기 때문에 이부위를 지키면 정이 충족하게 된다. 정은 명이 근본이기 때문에 이 부위를 지키며 한번 흡기할 때 백맥이 합하고 한번 호기할 때 백혈이 열린다. 상단전은 신사이고 중단전은 기부이고 하단전은 정부이기 때문에 하단전 수련을 많이 하는 것이 좋다.

그다음 하단전에서 시작하여 만약 중단전 열기 까지 한번에 수련하였다면 꼭 하단전까지 내려와 하단전 열기를 한 다음 공을 마무리를 지어야 한다.

제3편　운기편(소중천, 대주천)

• 소중천 수련법

1. 소중천이란

1) 소중천소개

하단전에 기채집등 축기법을 통해 에너지가 형성되면 기를 소주천을 따라서 돌려주는 것을 소주천 수련이라고 한다. 인간은 소우주라는 의인화에서 비롯되었다. 지구나 각 행성들은 태양을 중심으로 공전하면서 이동하는 경로가 있는데 황도대라고 한다. 옛날사람들은 황도대를 따라 하늘을 365등분으로 나누었는데 모든 성좌들을 황도대에 배열시켰다. 우리가 속해있는 태양계는 모든 별들을 거느리고 북극성 주변을 자전과 공전을 반복하면서 돌고 있다. 태양계가 북극성을 중심으로 한바뀌 도는 것을 일주천 이라고 하였다. 고대양생가들은 인체를 탐구하는 과정에서 인체는 우주의 축소판이라는 사실을 깨닫고 인체도 태양계처럼 황도대에 해당하는 주천이 있을 것으로 판단하고 소주천의 개념을 발전시켰다. 태양계의 중심은 태양이고 지구의 중심은 지구핵이다. 인체의 중심은 심장이라고 볼 수가 있다. 따라서 심장을 중심으로 인체의 독맥과 임맥을 연결한 타원형을 소주천의 경로로 보았던 것이다.

경락이론에서 12정경과 기경8맥으로 구분된다. 일반적으로 기경8맥은 특별한 규칙이 없이 흐르는 경락을 말하는데 출생전에 에너지가 흐르는 경락을 말하고 12정경은 일정한 법칙과 경로에 흐르는 경락을 말하는데 생후에 흐르는 경락을 말한다. 또한 기경팔맥은 12정경의 뿌리로 12정경을 조절하는 역할을 하는데 에너지가 부족할 때는 보충해주고 에너지가 남을 때는 기경팔맥에 저장하는 역할을 한다고 한다. 기경팔맥중 회음에서 입술위의 태탄혈까지 흐르는 독맥과 승장혈에서 회음까지 흐르는 경락혈을 임맥이라고하는데 독맥은 양경락을 대표하고 임맥은 음경락을 대표하면서 두 경락이 통하게 되면 전신경락이 통하게 되어 건강에 있어서 획기적인 전환점이 이루어 진다고 보았다.

따라서 도가계통의 대부분의 수련법은 소주천 수련을 지상목표로 생각하고 있다. 소주천이 개통이되면 반노환동이 되어 어린 시절로 돌아가 젊어진다고 한다. 또한 기뭉치나 섬광 소약이 산생되어 인체에 돌아다니므로 대부분의 질병이 사라진다고 하는 등 놀라운 효과에 대해서 언급하고 있다. 일부 단체에서는 소주천이 완성이 되면 육신통이 완성된다고 주장하한다. 태양계가 북극성을 중심으로 끊임 없이 돌고 있듯이 사람의 주천인 경락도 하루에

2번씩 돌고 있다. 따라서 이미 사람의 주천은 통해 있는 것이다. 특히 나이가 어리고 건강한 사람들은 임독맥은 확실히 열려 있으므로 통해있다고 볼수가 있다. 그러나 대부분의 현대인들은 임독맥 소주천 뿐만 아니라 전신경락이 막혀있는 경우가 대부분이다. 하단전에 축기된 에너지를 임맥과 독맥을 따라 흘러 보내주고 막힌 경락을 뚫어주는 것은 큰 효과는 기대하지 않더라도 의미있는 일이다. 또한 소주천 수련을 통해 기를 운기할수 있는 능력이 배양된다.

전통적인 수련법에서는 100일 축기를 통해 소주천이 개통되려면 수년이 걸리는 것으로 되어 있다. 하지만 필자가 지도하는 방법으로 수련하면 대부분 수련당일 소주천이 개통될 수가 있다. 그러나 소주천이 개통되었다고 하더라도 큰 기대는 하지 않는 것이 좋겠다. 그러면 왜 본책자에서 소주천 수련법을 소개하는 것인가. 소주천수련은 모든 수련법의 핵심과정으로 소개되어 있어 대중의 수요가 많기 때문이다. 소주천 수련은 초보적인 수련법이다. 대부분 수련자들은 가짜를 수련하고 진짜를 수련하고 있는 것으로 착각하는 경우가 많다. 소주천 수련 역시 마찬가지다. 진짜수련은 다른 곳에 있는데 소주천 수련으로 진짜수련을 위장하는 경우가 많다. 축기법에서도 설명하였듯이 대부분 수련법들이 단전의 위치를 제대로 모르고 수련하므로 허단을 만들고 있다. 따라서 아무리 수련해도 축기가되지 않는다. 또한 축기가 되지 않는 상태로 소주천을 돌린다고 해서 수련효과가 나올수가 없는 것이다. 필자는 이러한 문제점을 해소하고 수련의 질을 높이기 위해 진짜수련법을 소개하고 있다. 진짜수련법은 중맥을 개통시키는 수련법이다. 중맥을 개통시키고 인체에 7단전이라고 할수 있는 7차크라를 만드는 방법은 수련에 있어서 핵심이고 진짜수련이다. 따라서 소주천과 중맥 개통법을 통합하여 소중천 수련법이라고 명명하였다. 소주천 수련에 익숙한 사람들은 중맥개통도 쉽게 익숙하고 개통시킬 수가 있다. 소주천과 중맥의 경락이 뚫어졌다고 하더라도 양질의 에너지가 생성되어 흐르지 않는다면 빈수레를 끄는 것과 같을 것이다. 따라서 반드시 축기법 수련을 통해 하단전에 단이 형성된 수련자들만이 소중천 수련을 할 수가 있으며 부작용이 발생되지 않는다는 사실을 인식해야한다. 다음은 소중천 혈위와 개통법을 소개하기로한다.

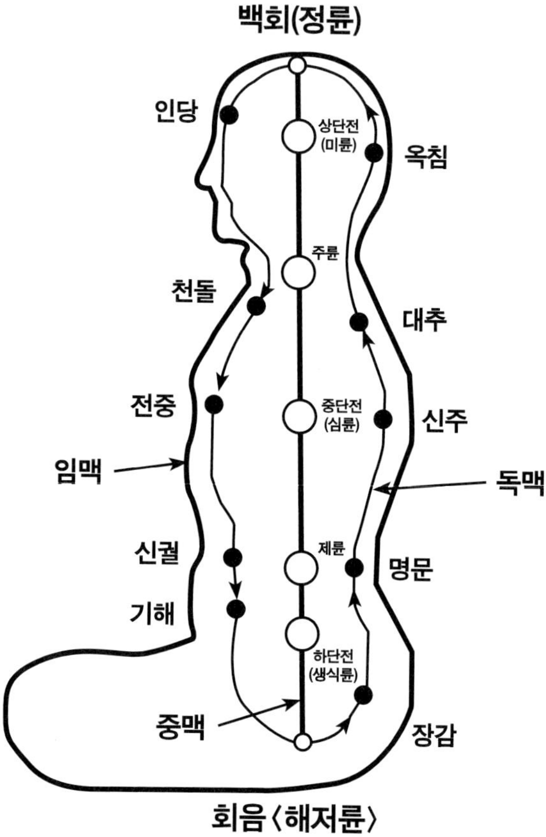
백회(정륜)
인당
상단전
(미륜)
옥침
주륜
천돌
대추
전중
중단전
(심륜)
신주
임맥
독맥
신궐
제륜
명문
기해
하단전
(생식륜)
중맥
장감
회음〈해저륜〉

〈소주천 혈위도〉

2) 소중천 혈위

(1) 회음혈 : 두 음부 중간부위에 위치한다.

(2) 장강혈 : 꼬리뼈 시작하는 부위에 위치한다.

(3) 명문혈 : 양쪽신장 사이로 오장육부에 에너지를 공급해주는 혈이다.

(4) 신주혈 : 견갑골 중앙에 위치한 혈이다.

(5) 대추혈 : 경추와 흉추가 연결된 곳에 위치한다.

(6) 옥침혈 : 뒷머리의 오목한 부위로 대뇌에 에너지를 공급해주는 혈이다.

(7) 백회혈 : 머리의 정수리로 천기가 들어오흔 혈이다.

(8) 인당혈 : 두눈썹 사이로 한치 올라간 오목한 부위로 천목혈이라고도 한다.

(9) 천돌혈 : 목의 움푹페인 곳으로 목에 에너지 공급하는 혈이다.

(10) 전중혈 : 두 젖꼭지 연결선 중간부위로 심장의 반사구혈이다.

(11) 신궐혈 : 배꼽으로 오장육부의 독소가 나가는 혈이다.

(12) 기해혈 : 배꼽아래 6CM아래로 기가 들어가는 입구이다.

3) 중맥 소개

중맥은 요가에서 슈슘나라고 불리며 좌우측에 좌맥과 우맥이 배치되어 있다. 이곳은 요가에서 쿤달리니의 각성이 일어나는 곳으로 여기며 수련의 핵심으로 여기고 있는 곳이다. 밀종에서는 이선을 중맥이라고 부른다. 밀종의 핵심수련은 중맥개통에 있다. 중국의 고급공법도 최상승공법에서는 반드시 중맥개통을 목표로 두고 있다. 중맥은 회음혈로부터 머리의 정수리에 연결된 통로로 비밀통로로 불렸다. 수련계에서 중맥이라는 말은 존제하나 공개되지는 않았다. 중맥수련을 비밀의 통로를 여는 신통도로라고 하였으며 중맥이 개통될 때 초능력이 극대화 되어 통령능력이 개발되어 영과 통화가 가능해진다고 한다. 중맥을 통하지 않고는 특수능력이 개발되지 않는다.

4) 중맥 혈위 소개(7륜)

7륜은 요가의 차크라와 비슷한 개념이다. 산스크리트어로 바퀴라는 뜻을 가지고 있으며 차크라 라는 말이 언급된 것은 B.C 2500년전의 힌두교성서인 베다서로부터 유래되었는데 비슈수신이 지상에 내려올 때 차크라를 가져왔다는 기록이 최초이다. 차크라는 무지개 색상을 가지며 척추를 따라 7개가 골반부터 백회까지 배열

되어 있다. 각차크라는 주요 신경총과 중요한 내분비선이 위치하고 있다. 우주 생명에너지는 차크라를 통해 신체로 들어온다고 한다. 각 차크라가 이상이 생길 때 관련부위에 질병이 생긴다고 보고 있다.

(1) 해저륜(海底輪) - 물라다라차크라 : 해저륜은 회음혈을 말한다. 이곳은 지기를 받을수 있는 곳이다. 회음혈을 강화시키지 않으면 인체의 에너지가 빠져 생명력이 약화될 수도 있다. 또한 이곳은 삼미진화라고하여 불이 산생되는 장소다. 이곳이 막히면 각종생식기 질환뿐만 아니라 하체가 약화되게 된다. 하체가 약하면 인체의 기둥이 흔들거리므로 생명력이 약화되는 것이다. 회음혈은 위로는 상단전, 아래로는 용천혈과 통해있으며 진기가 모이고 흩어지는 혈로 상단전의 빛으로 회음을 비추면 내기가 발생된다. 이곳에서 기를 얻는자는 신체가 가볍고 건강하다. 이곳은 쿤달리니가 시작되는 곳이다. 4개의 연꽃이 있다. 이곳에 명상하면 개구리가 껑충뛰어 오르듯 대지를 떠나는 초능력을 얻는다. 이곳에 쿤달리니가 발동하면 무병하고 노쇠나 죽음을 떠나 아름다워진다. 이곳에 자기의 생명의 움직이는 소리를 들으면 우주의 신비한 소리를 듣게된다.

(2) 생식륜(生殖輪) - 스바디스타나차크라 : 인체의 하단전을 말한다. 하단전은 건강의중심으로 수련의 핵심으로 매우 중요한 것이다. 황제내경에 인체에는 3가지 보물이 있다고 하였는데 정기신이다. 그중에서 정을 생산하는 곳을 하단전이라고 한다. 기나 신에너지는 정에너지로부터 나온다. 따라서 건강과 장수하려면 정에너지를 길러야하는데 정에너지가 손실되면 생명력이 약화가 된다. 따라서 축기법을 통해서 하단전에 단을 만드는 것을 불로장생의 비법이라고 할 수가 있겠다. 하단전은 12경락의 뿌리이며 남자는 정을 기르고 여성은 임신할수 있는 곳이다.

하단전 에너지약 약화되면 생식능력이 고갈될 뿐만 아니라 허약체질로 변하게 된다. 따라서 예로부터 하단전을 강화시키는 것을 첨유접명이라고하여 이곳에 원기를 넣어 생명을 연장시킬수 있는 건강에 중요한 곳이다. 또한 백병을 치료하는 혈이라고 하였다. 하단전의 기는 내수중에 긴급하게 쓸 수 있는 돈이든 금고와 같아 항시 잘 관리해야한다. 수련이 진척될수록 축기가 중요시된다. 6개의 연꽃이 있다. 사랑의 여신의 힘으로 애정을 표시하고 모든병 이 떠나고 죽음을 극복하며 초능력을 얻고 기가 몸에 두루 흘러 들어가 체액이 증가한다.

(3) 제륜(臍輪) - 마니푸라차크라 : 배꼽을 말한다. 배꼽은 오장육부와 연결되어 있다.태아에서는 탯줄에 의해 어머니의 영양분을 공급받는 장소였으나 테어난 후에는 오장육부의 사기가 나가는 통로서의 중요성을 갖는다. 이곳이 막히면 전신에 독소가 많아지고 기혈이 탁해지며 각종 난치성질환이 발생될 수가 있다. 10개의 연꽃이 있다. 이곳을 수련하면 죽음을 떠나고 타인의 몸에 들어가는 초능력을 얻는다.

(4) 심륜(心輪) - 아나하타차크라 : 심장의 전중혈이 위치한곳으로 면역사령관이라고 할 수 있는 흉선이 위치하고 있다. 스트레스를 받거나 심리적인 부정적인 정서가 발생하면 흉선에 영향을 미쳐 면역체계가 약화되어 암등 각종 난치성 질환으로 발전되는 곳이다. 따라서 수련을 통해 심륜을 개발하면 면역력을 높일 수 있을 뿐만 아니라 각종 심인성질환을 치유할 수 있다. 12개의 연꽃이 있다. 이곳을 명상하면 삼세를 통하는 지혜를 얻고 천안통, 천이통을 열고 공중비행의 초능력을 얻는다.

(5) 후륜(喉輪) - 비슈다차크라 : 목을 말하는데 내분비선인 갑상선이 위치하고 임파선이 위치한다. 갑상선은 티록신호르몬을 분비하는 내분비선이다. 갑상선은 인체의 호르몬을 조절하는 총리와 같은 역할을 한다. 후륜이 개발되면 호르몬뿐만 아니라

면역력이 극대화된다. 16개의 연꽃이 있다. 이곳이 열리면 현명한자가 되고 법열을 느끼며 몸이 견고해지고 죽지 않는다.

(6) 미륜(眉輪) - 아즈나차크라 : 이마와 후두골중앙의 송과체가 있는 곳으로 제 3의 눈이 위치하고 있다. 송과체가 격발되면 특수공능이 유발된다. 정륜과 미륜을 연결하는 중앙에 송과체뿐만 아니라 호르몬의 총사령부인 뇌하수체,시상하부등의 뇌의 핵심부위가 위치해 있다. 이곳에서 마음의 물질인 갑상선호르몬, 흉선호르몬 부신호르몬, 성호르몬등 각종 호르몬을 생산하도록 하는 곳이다. 미륜은 절대계와 통하는 문으로 반야심경의 불생불멸(不生不滅), 불구부정(不垢不淨), 부증부감(不增不感)의 육불(六不)이 존재하는 세계로 절대계란 태어나고 죽음도 없고 탁한것과 맑음도 없고 늘도 줄어듬도 없는 곳이다. 2개의 연꽃이 있다.

(7) 정륜(頂輪) - 사하스라차크라 : 머리의 백회혈을 말하며 천기가 들어오는 혈이다. 천개의 연꽃으로 요가에서는 천폭륜이라고 한다. 이곳이 개통되면 빙의천도능력과 기공치료등의 영적능력이 크게 발전된다. 이곳은 범문으로 우주와 통하는 문으로 가장 궁극의 세계에서 개아와 우주아가 합일하는 곳이다.

5) 소중천 개통법

축기된 기를 운기하여 경락을 통하게 하거나 주천을 통하게 하는 방법은 많은 방법들이 있다. 대체적으로 살펴보면 생각으로 기를 돌리는 의념주천법, 수면중에 기를 돌리는 무념주천법, 항문의 근육의 힘을 이용하여 돌리는 제항주천법, 공능이 높은 스승의 도움을 받아 특음으로 개통시키는 특음주천법, 마사지등을 통하여 개통시키는 안마주천법등이 있다. 수련자들은 주천을 돌리는데 있어 다양한 방법을 알고 있어야하며 자신에게 가장 적합한 주천법을 활용하는 것이 중요하다. 주천 수련시 무엇보다도 중요한 것은 절대 무리하지 않는 것이다. 순기자연으로 자연스럽게 하는 것이 중요하다. 일부 수련장에서 소주천이나 대주천을 열어준다고 집중적인 수련하는 경우가 있는데 매우 위험하다. 잘못된 경우도 많이 있으니 유의해야한다.

(1) 의념주천 : 의념주천은 생각으로 기를 돌리는 방법을 말한다. 의기영수라는 말이있듯이 생각이 가면 기가 따라가는 원리를 이용한 것이다.

온몸을 충분이 이완시킨 후 조심 조식, 조식후에 혀를 입천정에 붙이고 턱을 당긴후 시작한다. 하단전에 불덩어리가 있다고 생각하고 득기감을 체득한다. 그 불덩어리를 회음혈로 내린 다음 등 뒤의 독맥혈을 따라 다음의 각혈에 머무르면서 올라간다. 독맥경로는 회음 - 미려 - 명문 - 신주 - 목대추혈 - 옥침 - 백회 - 인당혈까지이다. 다음은 임맥경로로 천돌 - 단중 - 신궐 - 기해 - 회음까지다. 다음은 중맥으로 회음(해저륜) - 하단전(생식륜) - 제륜 - 중단전(심륜) - 후륜 - 상단전(미륜) - 백회(정륜)까지 갔다가 백회 - 상단전 - 후륜 - 중단전 - 제륜 - 하단전 - 회음 순으로 돌리는 것이 1주기다. 주기는 6의 배수로 하면 된다. 마지막에는 반드시 하단전에서 종료해야한다.

(2) 무념주천 : 무념주천은 프로그램에 의해 수면이나 무의식중에 주천을 돌리는 방법이다. 무념주천은 먼저 수련프로그램을 짠 다음 의념주천을 돌리면서 자연적으로 무념주천이 되도록 하는 방법이다. 주천방법은 먼저 주천시간이나 때를 생각으로 프로그램을 짠다. 예들 들어 수면중에 주천수련을 할 경우에는 기상시간을 고려하여 내일아침 기상시간까지 주천을 돌리겠다고 먼저 생각한 후 의념주천을 하면 잠잘 때도 무의식은 의식의

명령하에 주천을 돌리게 된다. 아침에 일어나면 반드시 수공을 하여 기를 하단전에 모아야한다. 수공을 하지 않을 경우 기가 허공에 흩어지므로 공이 오르지 않게 되므로 유의한다.

(3) 제항주천

제항주천은 항문의 괄약근을 조이는 힘에 의해서 주천을 돌리는 방법을 말한다. 먼저 들숨에 호흡을 정지한 상태에서 항문을 조이면서 회음혈에서 독맥을 타고 백회까지 순식간에 올린 다음 백회에서 회음까지 임맥을 따라 내려온다. 다음에 제항축신을 하면서 회음에서 하단전, 중단전 상단전을 따라 백회까지 올린다음 백회에서 상단전, 중단전, 하단전, 회음으로 내려온다. 일정한 정도 숙달되면 주천이 도는 것을 느낄 수가 있다. 제항축신은 괄약근 운동을 통해 외신이 강화되고 신장기능이 좋아지는 등 특별한 효과가 있다. 특히 여성들에게 큰 도움이 되는 주천법이다.

(4) 특음주천

특음주천은 공력이 있는 스승의 특음을 이용해서 주천을 이끌어주는 방법이다. 목소리는 스승의 강한 에너지 파장을 가지고 있다. 스승의 목소리에 공력을 실어서 스승의 구령에 의해서 의념주천의 주천 흐름을 따라서 개통시켜주는데 주천을 이끌어주는 스승의 공력에 따라서 주천개통여부가 결정된다.

(5) 도인주천

도인주천은 임독맥의 경락을 스승의 외기에 의해 도인하면서 돌려주는 주천법이다. 통상 특음주천과 병행하면 도움이 된다.

6) 효과

소중천 수련법은 도가의 소주천과 불가의 중맥을 결합한 최상승 공법으로 이곳이 개통되면 각종 난치성 질환이 자연치유 될 뿐만 아니라 특수공능이 나오게 된다. 몸은 새털처럼 가벼워지고 머리 정수리는 구멍이 뚫린것처럼 시원해지고 안계꽃이 피는 것처럼 무로와 같은 기분이 든다.

특히 쿤달리니가 각성이 됨으로써 지금까지 느끼지 못하였던 각종 신기한 현상들이 출현하게 된다. 각종 영들과 대화가 가능하게 되고 혜근이 높은 사람은 6신통이 열리게 된다. 필요시 우주로부터 무한한 에너지를 공급받을수 있으므로 자연피곡현상이 일어나 우주의 기를 인체의 필요한 에너지로 전환시켜 먹지 않고도 살아갈 수 있는 조건이 형성이 된다. 이때 도가 높아지면 마가 스며들게 되므로 더욱 하단전을 강화시켜 정을 충실히 해야 한다.

〈합기 대주천 수련법〉

대주천 수련법은 각종문파마다 수련법이 다르다. 대부분의 대주천 수련법은 인체의 12경락이 모두 열리는 것을 대주천 수련이라고 한다. 중국 고급공법 대주천은 인체의 경락을 12경락에 국한하지 않고 전신경락의 개념을 도입하여 전신의 경락을 뚫어주는 것을 목표로 한다. 합기대주천 공법은 중국 불가기공의 최상승 공법이라고 할 수 있는 혜련공의 대주천 수련법이다. 합기 대주천은 의념과 호흡을 배합하여 우주와 에너지 교류를 하면서 전신경락을 뚫어주기 때문에 질병치료뿐만 아니라 특수공능유발에 뛰어난 효과를 가지고 있다. 합기대주천은 백회와 회음을 수직으로 나누고 4개 구역으로 나눈 후 하단전을 중심으로 부위별로 우주와 교류하면서 전신경락을 뚫어준다. 총 1000바뀌 원를 돌리면서 인간과 우주를 한 개의 좌표로 구성하여 우주로 기를 보내 우주의 기를 수집하여 체내로 이끌어온다. 합기대주천 공법에 숙달되어 전신경락이 열리면 질병과 인연이 없어지고 우주와 일체가 되는 신기한 효과가 있다.

1. 준비자세

두발을 평행으로 어깨넓이 자세로 무극장 자세를 취한 다음 턱은 약간 당기고 입술을 가볍게 다물고 혀는 가볍게 윗잇몸에 전신을 이완하고 가볍게 눈을 감는다(그림1).

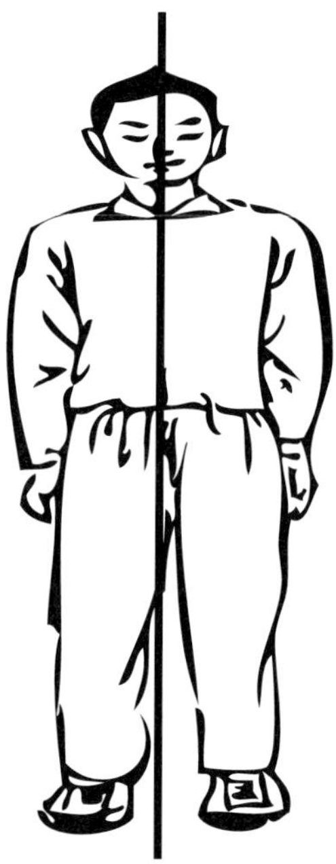

〈그림1〉

2. 백회혈과 회음혈을 중심으로 좌우 몸을 좌우 이등분으로 나눈 후 평원(平圓)으로 한권한권 돌린다(그림2).

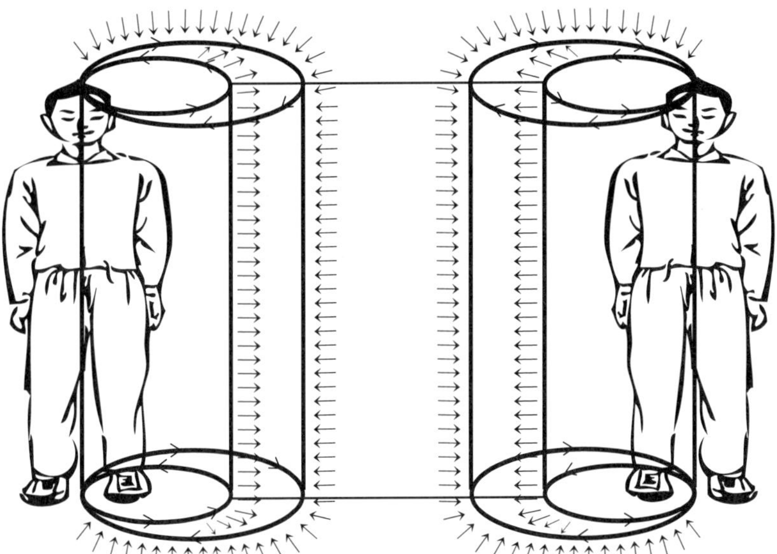

〈그림2〉

(1) 기를 하단전에서부터 시작하여 먼저 왼쪽 좌반신을 시계반대 방향으로 평원을 한권한권 돌린다. 작은 원으로부터 점점 큰 원으로 우주로 확대해 가면서 한권한권 돌린다. 오른쪽 신체에는 중심을 넘지 않도록 하고 왼쪽으로 우주로 무한히 49바퀴를 돌린다. 아주 가볍게 천천히 돌리며 기가 체내에서 운행하는 감각을 체찰하고 각 관절을 통하여 내시하고 관상한다. 우주의 기와 상통한 후 큰원으로부터 점차로 작은 원으로 시계방향으로 평전 49권 돌리며 신체의 중심까지 돌린후 내시를 통해 기를 하단전에 모은다.

(2) 기를 하단전에서부터 시작하여 오른쪽 우반신을 시계 반대 방향으로 한권한권 돌린다. 작은 원으로부터 점점 큰원으로 평원을 한권한권 돌린다. 왼쪽으로는 중심을 넘지 않도록 하고 오른쪽으로는 우주로 무한히 49권를 돌린다. 아주 가볍게 천천히 그리며 기가 체내에서 운행하는 감각을 체찰하고 각 관절을 통하여 내시하고 관상한다. 우주의 기와 상통한 후에는 큰 원으로부터 점차로 작은 원으로 시계방향으로 평전 49바퀴를 돌리며 내시를 통해 기를 하단전에 모은다.

3. 백회혈과 회음혈을 중심으로 몸을 전후반으로 이등분 갈라서 평원으로 동그라미를 그리면서 한권한권 돌린다(그림3).

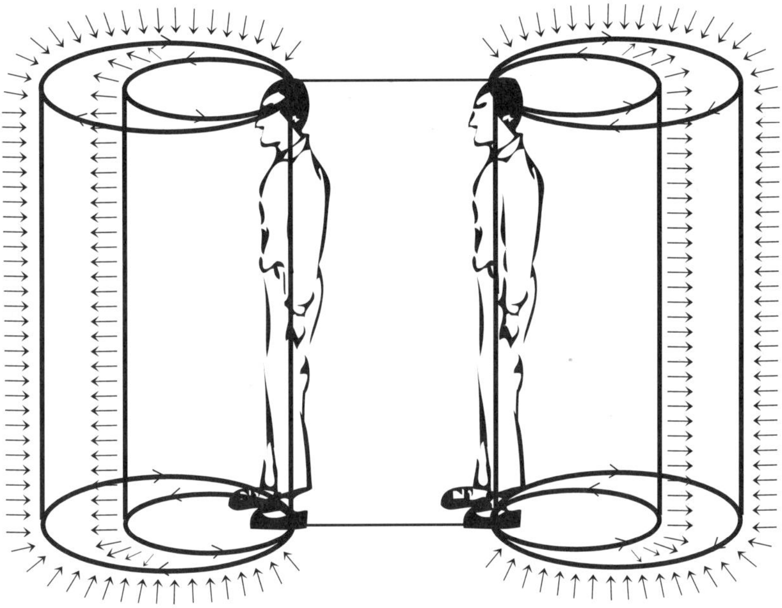

〈그림3〉

(1) 기를 하단전에서부터 시작하여 전반신을 시계 반대방향으로 작은 원으로부터 큰원으로 평원을 한권한권 돌린다. 원의 중심은 뒤로 넘지 않도록 하고 앞으로는 점차로 무한히 멀게 49바퀴의 원을 그린다. 우주의 기와 상통한 후 큰원으로 부터 점차로 작은 원으로 시계 방향으로 평권 49권를 돌리며 내시를 통해 기를 하단전으로 모은다.

(2) 기를 하단전에서부터 시작하여 후반신을 시계반대방향으로 작은원으로부터 큰원으로 평원을 한권한권 돌린다. 원의 앞면은 중심을 안넘고 뒷면은 점차로 무한히 멀게 49바퀴 돌린다. 우주외기와 상통한후 큰원으로부터 점차로 작은원으로 시계방향으로 평전 49바퀴 돌리며 내시를 통해 기를 하단전으로 모은다.

4. 백회혈과 회음혈을 중심으로 좌우 양반신으로 등분하여 립원(立圓)으로 한권한권 돌린다(그림 4). 먼저 작은원부터 점차로 시계반대방향으로 립원으로 한권한권 립원을 49권 그리고 그 후 큰 원으로부터 점차로 작은 원으로 시계방향으로 립원을 49권 그린다.

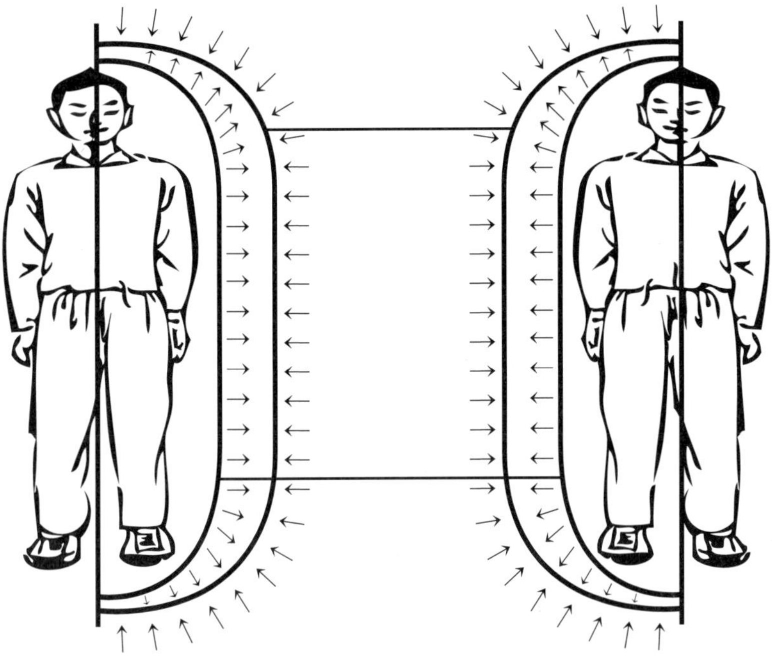

〈그림4〉

5. 백회혈과 회음혈을 중심으로 전후 양반신을 등분하여 립원으로 한권한권 돌린다(그림 5). 먼저 작은 원부터 점차로 시계반대방향으로 립원으로 한권한권 립원을 49권 돌린다. 그후 큰원으로부터 점차로 작은원으로 시계방향으로 립원을 49권 돌린다.

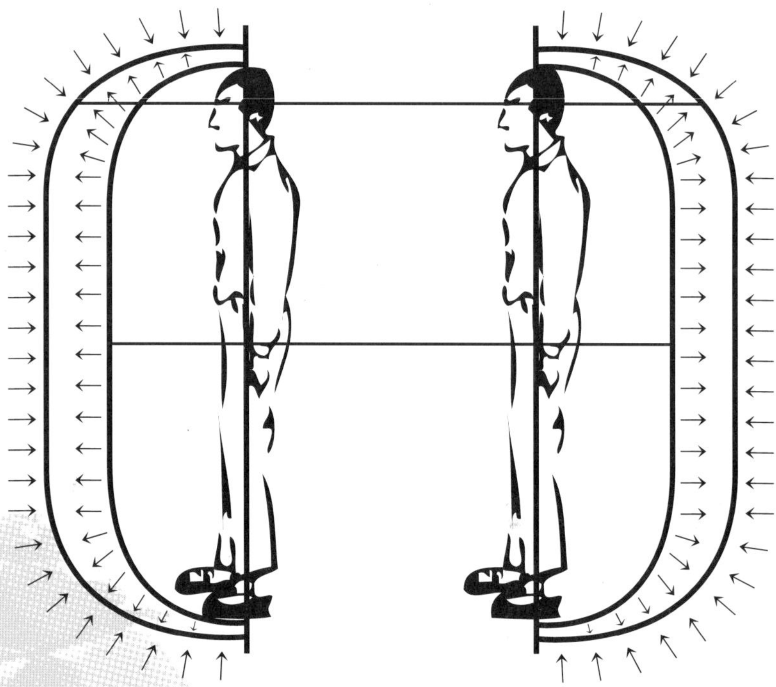

〈그림5〉

6. 인체의 기를 전신에 넣어 우주의 기와 공통으로 운전한다. 목적은 아주 가볍고 아주 천천히 권통하여 사람이 기중에 있고 기가 사람중에 있고 사람이 우주와 통체로 되고 연화대에 앉는다. 최후에 기를 통과하여 회광반조를 통해 자기의 본래면목을 똑바로 본다.

7. 수공 : 두손을 합장하여 가슴 앞에 놓고, 또 금강인을 맺고 옹, 아, 훙을 세번 읽고 하단전 앞에서 두 손을 교차하고 하단전 내시를 3분 한다.

8. 연공중 느끼는 감각

1) 연공중 응당히 내외기의 운행중에 출현하는 시리고 저리고 아프고 뛰는 것과 전신이 시원하고 마음이 유쾌한 양성감각을 주의해서 체찰하여야 한다.
2) 연공중 혹은 연공 후 어떤 때는 환상 같고 또 실물 같은 그림을 볼 수 있다. 예를 들면 일, 월, 성, 진, 산하대해, 화초수목, 인물수장등
3) 어떤 사람은 내시, 투시, 요시, 요청등 특이공능을 격발할 수 있다. 자기 혹은 타인의오장육부와 골격을 볼 수 있거나, 자기 혹은 다른 사람의 정황을 갑자기 감지할 수 있다. 사람마다 다르게 종종 숨을 들을 수 있고 광, 파, 전등 우주의 신식을 감지할 수 있다.

4) 사람이 기중에 있고 기가 사람 중에 있는 자기를 잃어버리는 기공태를 체찰한다. 우주의 빛뭉치가 나를 둘러싸고 우주와 통체가 된다.

5) 병기와 잡념을 한권한권 돌아가는 중에서 자기 몸에서 배출하는 것을 체찰하며 진기를 보존하고 정력이 충실해지고 신비한 기운이 맑고 가득하며 사지가 원활 민첩해지고 음식이 감소 혹은 증가하고 겨울에 추운 것을 겁나하지 않고 여름에 더운 것을 겁내지 않고 사기에 아무런 변화 없는 신체를 체찰한다.

9. 수련 요점

1) 전신이완하고 잡념이 없고 마음이 편안한 상태에서 수련한다.

2) 자기의 취향에 따라 눈을 뜰 수도 감은 상태에서 원을 돌리고, 머리는 항상 청성을유지해야한다.

3) 원을 돌릴때 기가 의념에 따라가고 의념이 기를 따라간다. 병기를 배출하고 진기를보존한다.

4) 기가 운행할 때 중심선을 안 넘어야하고 세심하게 관찰해야한다.

5) 수공할 때 꼭 척수를 씻고 체내의 일절 잡념을 배출한다.

6) 합기법 총 권수가 49 곱하기 16 +108 곱하기 2=1000권, 시간은 일반적으로 45분 소요된다. 만약에 연공시간이 부족하면 속단하여 21곱하기 16 + 49곱하기 2, 시간은 15분해도 된다(그림 9).

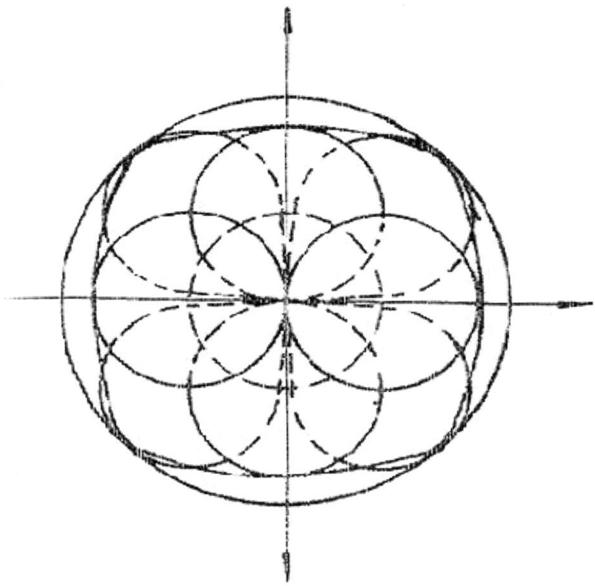

〈그림6〉 합기법 평면도

제4편 장밀고급공법

장밀 기공소개

장밀기공은 서장불교밀종(西藏佛教密宗)의 수지(修持)방법이다. 1400여년의 역사를 가지고 있다. 장밀공을 수련하면 거병건신(擧丙建身)할 뿐만 아니라 인체의 지혜와 잠재능력을 개발하는데 아주 특별한 효과가 있다. 장밀공을 수련한 수련자들 중에 깨달은 성인들이 많이 배출되고 있다. 장밀기공은 한개의 고전(古典) 불가(佛家)공법이며 상승(上乘)공법으로 공인한다. 기공계, 의학계, 과학계, 종교계의 많은 인사들이 수련하여 높은 효능을 보고 있다. 밀종이 서장에 전입한 것은 7세기이다.

티벳 장왕이 인도 밀종전수인 연화생(蓮華生)대사[1]를 초청하여 서장(西藏)으로와서 밀종을 전파하라는 임무를 받아 그 당시 서장의 원시종교와 투법하여 강복시키고 서장의 국가적인 종교가 된 후 정교일치 하에 많은 발전을 해왔다. 밀종이 서장에 들어 온지 1000여년이래에 선후로 5대지파가 형성했다. 홍교파, 황교, 백교파, 화교파, 흑교파 등이다. 밀종은 중국에는 당조시에 전무위, 금강지, 불공등이 전파했으며, 최등과 공해가 일본에 전파하여 일본의 진각종을 건립하였다. 국내에는 아쉽게도 전파되지 않았다.

1) 원명은 파드마삼바바로 티벳해탈의서의 주인공이다. 서기 855년에티벳에서 최초로 불교를 전파하였다. 부처의 제자 라훌라의 제자로 연꽃에서 테어났다고하여 연화생이라고한다. 3천6백년을 살았다고하며 붓타의 화신으로 탄트라의 비밀을 전파했다고한다.

장밀기공은 티벳 밀교 5개종파 중 가장 효과적인 수련법을 종합하여 기공식으로 체계화시킨 수련법으로 밀교의 정수가 들어있는 수련법이다. 장밀공은 보급반과 정수반으로 구분되어 전수된다. 본책자는 장밀공 보급반용과 일부 정수반 핵심수련법을 수록하였다. 본수련법을 정확하게 이해하고 수련한다면 반드시 깨달음에 이를 수 있는 길잡이가 될 것으로 확신한다.

3밀과 작용

밀종의 3밀(密)은 신(身), 구(口), 의(意)다. 삼밀의 특점은 밀종의 일절 수법의 내용을 포함한다. 3밀을 이해하지 못하면 연공의 요결을 못 찾는 것과 같다. 3밀 수련은 밀종수련의 가장 핵심적이 요체이다.

1. 신밀(身密)

밀종은 인체는 본래 많은 오밀(奧密)과 잠능(潛能)이 있다는 것을 말한다. 각종 밀법의 수지(修持)를 통해 학습하고 수련하는 사람이 잠능을 발휘하고 속히 천지우주(天地宇宙)와 호통하고 천인(天人) 일체로 되어 '즉신성취(卽身成就)' 에 도달한다. 밀종의 원말은 즉신성불(卽身成佛)[2]' 불(佛),기(氣), 각오(覺悟), 지혜적 의사(智慧的意思)다.

신밀의 수지 방법으로 수인(手印)[3]맺고 기(氣), 맥(脈), 명점(明点), 졸화(拙火)[4]를 수련한다. 수련할 때 수인을 맺는 것은 인체의 손바닥과 열손가락을 통해 부동한(不動) 수인[5]과 의념관상(意念觀想)을 배합한다. 수인이 신체외에는 우주의 공능과 상통(相通)하고 신체내에는 오장육부와 상통한다. 또 법계(法界)에 성취를 얻은 모든 불보살(佛菩薩)의 신밀신식(身密信息)이 호상조감(互相照感)한다. 동시에 자신이모든 불보살의 신통(神通)공능과 통한다.

일반적으로 말하면, 우리가 연공할 때 각종 수인을 맺음을 통해서 과거에 수행대덕이 우주에 남겨놓은 잔자신식(殘磁信息)과 호상조감 한다. 우리 연공자는 연공과정 중에 하나의 역량이 방조하는 감각이 난다. 실지상 이것은 이런 신식과 구통 하였기 때문이

---

2) 이몸이빨리부처가된다는 의미로 이구(理具), 가지(加持), 현득(顯得)의 3종이 있다. 이구성불은 일체중생의몸과 마음이 본래부터 부처의 모든덕이 구비되어있다는뜻이고 가지성불은 중생의공덕과 여래의 가지력이 상응하여 불사가 이루어진다는뜻이며, 현득성불은 행자가 가지성불의 도정을 끓임없이 반복함으로써 삼밀의 묘행이 몸에 배어 항상 상매에 머물게되고, 어느순간에도 부처의 관상에서 떠나지않으면 몸과 마음이 모두 부처의 그것과 같아짐을 가르킨다.

3) 인(印)은 산스크리트어 [무드라 mudra]의 번역인데, 표시.증거.상징 등의 뜻을 가지고 있다. 불.보살 등 제존의 깨달은 내용을 손이나 손가락으로 나타내는 것을 수인(手印)이라 하고, 칼.지팡이 연꽃 등 제존이 지물(持物)로 나타내는 것을 계인(契印) 또는 상인(相印)이라 한다.

4) 쿤달리니, 영열, 영능력이라고 한다.

5) 오른손가락중 새끼손가락으로부터 엄지까지 차례로 보살10도중의 시(詩), 계(戒), 인(忍), 진(進),등 5도이고, 왼손의 새끼손가락에서 엄지까지 지,수,화,풍,공등 5대이다. 밀종의 수인법은 천개가넘는데 300여가지가 사용된다.

다. 라디오 주파수처럼 우주에 잔존하고 있는 고능량 신식을 접수하는 것과 같다. 부동한 수인은 부동한 신식을 접수할 수 있다. 이런 신식을 구통한 후에 자신도 불보살과 동등한 신통공을 얻을 수가 있다. 이것은 현대과학으로 이론과 원리를 적용하여 해석할 수 있다. 이것이 미신이나 비과학적인 것이 아닌 것이다.

밀종의 수인 종류는 많다. 수천개다. 각기 특별한 함의와 작용이 있다. 그중에 제일 기본이고 제일 간단한 수인은 합장이다. 밀종은 오른손이 불타(佛陀)대표하고 왼손이 중생을 대표한다고 한다. 그러므로 합장한 수인은 불타와 중생이 결합하여 한채가 되었다는 것을 표시한다. 우리 국가의 전통 공법중, 특별히 도가의 포권, 이것역시 음양화합의 의사다. 두손이 포하면 안에 구선이되여 음양어를 형성했다. 음양변화가 그중에 있다. 함의가 깊다. 전통기공이 왼쪽이 양이고 오른쪽이 음이다. 합장하면 체내에 자신의 음양이 화합한다. 두손을 모아 각종 수인을 맺으면 각기가다 각기 부동한 용처가 있다.

밀종의 수인은 비교적 많다. 실지상으로 수인은 안테나와 같고 인체는 라디오와 같으니 수인은 인체와 자연의 관계를 구통(沟通)한다. 밀종수인의 운용은 인체광학 자전학(磁電學)의 오밀(奧密)을 습득하는 것이다. 장밀기공보급반에 참가한 수련생이 몇개월 수련 후 몸에 자전(磁電)과 자광(磁光)현상이 출현하였다.

2. 구밀(口密)

밀종의 구밀은 실지상으로 성(聲)밀이다. 곧 진음(眞音)이다. 주어(呪語)를 읽을때 주로 음성을 중시한다. 그의 함의(含意)를 묻지 않는다. 불교에서 주어는 번역하지 않는다. 주어는 불타(佛陀)의 언어이다. 곧 불사간에 호상교담(互相交談)하는 밀마(密碼)다. 그는 초지혜(超智慧)의 언어이다. 념송진언(念誦眞言)시 운용사유(運用思惟)할 필유가 없다. 단지 신념을 깊이 일심전주(一心轉注)하고 전심일치(全心一致)하게 읽으면 된다. 장밀이 송념하는 주어는 모두 인도중에 고시기의 범문 발음으로 왔다. 밀종은 주어가 불보살의 신식밀마라고 한다. 그는 초고급의 지혜과집이다. 통령과 호응할 수 있다. 호상조감한다. 현대과학은 문자어이다. 운용을 위해 음성학을 연구한다. 그러나 음성과 우주만유생명과의 관계, 또 음성과 인체기와의 관계를 탐토하고 연구하는 것이 극히 적다.

염주는 하나의 특별한 음부를 이용하여 신체 내부의 기맥을 진동하고 그리하여 생명의 잠능을 발휘하고 신묘한 의경에로 들어간다. 특이공능을 기발하고 고도의 지혜를 기발한다.

불가수련법중 현종은 외분, 밀종은 내문이라고한다. 외문으로 피안에 도달하거나 해탈하려면 아주 긴세월이 소요되며 몇세대

사람들의 정력이 소모된다. 내문으로 피안에 도달하고 해탈하려면 그속도가 매우 빨라 초고속으로 성불할 수가 있다. 그러나 도경으로 가는 길은 수련자의 힘만으로는 성취할 수가 없다. 반드시 외부의 힘을 빌어야한다. 인불합일법(人佛合一法)과 본존수습법(本尊修習法)은 외부의 힘을 빌어 수련하는 중요한 수련법이다 기공의 입장에서 보더라도 진언을 계속외우면 무의식에 쉽게 도달해 입정이 쉬워지며 반복적으로 염불하면 자기암시작용을 일으켜 점차적으로 입정이 된다.

염원의 의미를 지닌 진어는 공덕이 크면 어떤 염원을 치료할 수가 있다. 또한 질병치료에 탁월한 효과를 낸다. 예들 들면 근본음인 웅, 아, 웅을 외울 때 신체내부에 진동을 일으켜 몸의 경락을 타통하고 내기를 격발시키는 특수 작용을 하고 심지어 외부에 진동을 일으켜 어떠한 장애물을 깨뜨리는 목적을 이룰 수 있다.

또한 주어를 외울 때 주자에 색조를 결합하여 관상하면 글이나 색깔에 일정한 변화를 가져올 수가 있다. 뜻대로 되려면 108번을 외워야한다.

구밀은 요가의 만트라 수행법과 원리와 효과가 비슷하다. 요가에서는 쿤달리니 각성을 위해서는 만트라를 수천만 암송할 것을 요구하고 있다. 그것은 뇌의 모든 부분에 스며들어 육체적, 정신적, 감정적인 몸 전체를 정화시키고 쿤달리니 각성에 큰 효과가 있다고 한다.

또한 만트라 수행은 소란스러운 잠재의식을 통과해서 환희에 넘치는 초의식 상태로 들어가는 가장 효과적인 수련법이라고 여겨지고 있다. 만뜨라는 대부분 2음절로 되어 있으며 세계상에서 가장 오래된 산스크리트어로 되어 있다. 산스크리트는 인체의 차크라와 수슘나에서 발산되는 49개의 내부의 각기 다른 49개의 진동소리를 외부로 표출한 언어로 만트라를 암송할 때 내부의 소리와 공명과 진동을 통해 의식을 확장시킬 수 있다는 것이다.

3. 의밀(意密)

의밀은 밀종 삼밀중 제일 중요한 분야이다. 왜냐하면 수지밀법의 과정중에 의념이 주도지위에 있다. 신체의 내밀(內密)과 음성의 묘밀(妙密)이 모두 의밀을 의거하여 작용을 발휘한다. 의밀의 밀은 주로 관상(觀想)이다. 입으로 어떤 주를 읽고 손으로 어떤 인(印)을 하고 다 들을수 있고 볼 수 있지만 마음속으로 무엇을 생각하는 가는 다른 사람이 알수 없다. 이 의밀을 말하지 않으면 아무도 모르는 것이다.

관상하는 대상은 풍부하다. 또 광범하고 미세하고 우주, 인간과 자신 일체 사물을 포함했으며 장음하고 화려하고 신기하고 오체 빈분한 광과색이 충만하고 또 천변만화한다. 또 밀종의 경전과 교의로부터 나왔고, 밀종의 우주관과 인체관에 부합한다.

예로 밀종의 우주관의 최대 특점은 우주를 인격화(人格化) 하였다.

우주가 대일여래(大日如來[8]))다. 여래의 표상으로 우주를 표현하고 만물이 모두 대일여래의 본질속성이다. 이른바 만물의 총체가 대일여래다. 또 내 본신이 여래의 본질속성이다. 합관자(合觀者)가 일체다. 또 예로, 밀종이 자연계의 지, 수, 화, 풍, 공을 오대라 하고 5개 범문자모를 오대로 상정하고 5자음 신관은 지수화풍공을 관하여 자신의 요하(腰下),제륜(臍幹), 심상(心上), 미간(眉間), 액정오처(額頂五處)에 넣는다. 자기와 우주, 인불(人佛)이 일체감을 산생한다. 밀종의 법은 인류를 근본적으로 개변하여 그전과 황연 부동한 장태를 형성한다. 이 목적에 도달하려면 강대한 염력(念力)이 산생해야 한다. 그리고 또 염력이 법력(法力)이 되여 객관존재적사물(客觀存在的事物)을 조종한다. 곧 초인의 특이공능(特異功能)이 형성한다.

---

8) 비로자나불으르 일컫는 말이다. 즉 태양과 같은 지혜와 자비의 부처님이라는 뜻이다.

이것은 위언용청(危言聳聽)이 아니다. 도교에 수행하는 일부분 대덕(大德)은 겹결(掐決)염주하여 능히 호풍환우(呼風喚雨)한다. 그전의 사람들은 이것은 신화다라고 말한 사람들이 있었다. 그러나 기공열(氣功熱)이 불어올 때 많은 특이공능을 보유한자가 출현하였다. 그들은 호풍환우하였다. 예로 만리무운(萬里無雲)한때 그가 의념력으로 공중에 구름이 모이게 하고 그 후 의념력으로 공중에서 큰비가 오게 한다. 이것은 초상공능(超常功能)이다. 이것은 중국, 이태리, 프랑스, 영국, 미국 등에서 영력연구소(靈力研究所), 심령연구소(心靈研究所)를 설치하여 심령분야에 연구를 사작하는 계기가 되었다. 그들은 사람의 초염력이 자연의 일부분이 변하게 할수 있었다.

이태리에서 700명이 정좌하여 함께 초상염력을 한적이 있다. 정좌하고 초염력으로 맑은 날에 비가 오라고 했다. 그러자 만리무운한 청공에 구름 산생하고 큰비가 퍼붓었다. 이것은 사람의 강유력의념력(强有力意念力)이 산생한 초상공능이다. 이것은 미신이 아니다. 이것은 현대의학으로 기록된 현실이다. 모두 유거가사(有據可查) 할 수 있다.

장밀의 삼밀은 밀법단련을 통해 대뇌변역계의 심층의식을 직접으로 충격한다. 인류의 의식이 잠재의식과 심층 의식이 포괄한다. 소위의 잠재의식은 잠층기억이고 심층의식은 심층기억이다. 잠층기억은 사람이 출생후부터 지금까지 소유의 기억이다. 심층기억은 사람이 나지 않았을 때의 기억이다. 곧 인류가 오랜 기간 동안 누적된 능력과 경험이다. 심층의식을 격발하면 이러한 능력과 경험을 개발한다. 이것은 우리가 과학의 방법으로 장밀을 연구하고 특히 의밀을 연구하는데 큰 의의가 있다.

종합적으로 일상생활의 활동을 세부분으로 분류할 수가 있다. 신체활동, 언어적구통(言語的拘通), 심령적교회(心靈的交會), 그리하여 즉신성취에 도달한다. 이것은 장밀의 삼밀 이다. 유명한 과학자 전학삼 교수가 말하기를 인체공능상태를 조정하는 세 개 수단은

1) 외계의 물질과 교환할 수가 있다. 약, 음식, 호흡 같은 것으로 모두 병치료를 할 수가 있다고 본다. 곧 사람신체의 대사와 물질 교환이 이루어진다.
2) 물질교환이 아니고 신식교환, 외계의 신식성파 혹 전자파 두가지이다. 그러나 이것은 매우 복잡한 신식이다. 사람의 입은 성파를 산생하는 주요 기관이다.
3) 사람의 뇌로 산생한 의식이다. 의식은 인체의 최고 층차의 운

동이다. 그가 돌아와서 좀 낮은 층차를 작용한다. 이 간법은 4년 전에 노벨상을 얻은 Sperry가 다음과 같이 말했다. "사람의 최고 층차의 의식활동은 그 밑의 층차의 활동에 영향을 준다. 그러므로 의식 역시 인체공능태를 조절하는 한 개의 수단이다. 이것은 참으로 중요한 것이다.

전학삼이 사람의 공능장태를 조절하는 3종 수단에 관하여 말한 것과 장밀기공에서 말하는 3밀의 층차는 이렇게 문합된다. 이 의의에서 보아 이렇게 말할 수 있다. 곧 3밀은 인체 공능장태를 조정, 조동, 격발하는 총개관이고 총열쇠다. 3밀은 현대과학에 의해서 검증되고 있다. 인체 생명의 오밀은 제시하는 과학이 요요무기(謠謠無期)가 아니고 영면(迎面)으로 온다.

기(氣),맥륜(脈輪),명점(明店)

밀종은 기와 맥수련을 강조한다. 기를 닦아 맥을 통하게 하지 않으면 정(定)을 얻을 수 없다고 한다. 중맥을 통하지 않고 정을 얻는다는 것은 절대 있을 수 없다고 본다. 기맥이 통하면 자세와 무관하게 입정을 할 수가 있다. 정의 경계가 나타나려할때 기가 가득차면서 호흡이 정지된다. 이경계에 이르면 맥을 수련해야한다. 범부의 마음은 물질을 전환시키지 못한다.

1. 기수련

기는 인체에 잠재한 에너지 총칭으로 인체 중 없는 곳이 없다. 기는 열, 전기, 자기마당, 빛에너지로 표현된다. 장밀공은 명근기, 상행기, 하행기, 평행기, 편행기의 5기로 나눈다. 장밀중 제일 중요한 기를 수련하는 공법은 보병기(寶瓶氣) 수련법이다.

2. 3맥수련

인체에는 7만 2천 갈래의 맥이 있고 그중 2천 7백여갈래가 유용하다. 특별히 중요한 것은 24갈래고 더 중요한 것은 3갈래로 중맥, 좌맥, 우맥이 있다. 중맥은 인체의 영열(靈熱)이 통과하는 주요한 맥도로 제일 관건적인 일맥으로 여긴다. 장밀공의 대부분의 수련이 3맥과 7륜 수련법이다.

3. 7륜수련

요가의 7차크라와 동일한 개념으로 해저륜, 생식륜, 제륜, 심륜, 후륜, 미간륜, 정륜이 있다. 3맥 7륜 수련은 건강뿐만 아니라 특이공능을 유발할 수 있는 것으로 성불이 되는 통로이다.

4. 명점수련

명점은 인체 생명능량의 응집점으로 정액, 혈액, 혹은 내분비선을 말한다. 명점는 도교에서 말하는 정(精)과 비슷하며 경전에서는 진정(眞精), 진수(眞水)라고한다. 밀종에서는 명점을 기와 심식(心識)의 미세물질의 기초라고 한다. 명점수련은 도교의 내단술과 비슷하다. 인체의 명점은 주요하게 중맥이 있다. 명점수련은 우주의 능량을 흡수하여 인체의 공능개발을 편리하게 해준다. 기, 맥, 명점은 서로 밀접한 관련이 있으며 기,맥,명점을 수련하는 근본목적은 깊이 잠든 해저륜을 불러 일으켜 영능의 열(졸화)를 해저륜으로부터 점차 상승시키고 최후 정륜에서 서로 화합하여 선정상태에 진입하게 하려는데 있다.

이후 이러한 열능은 마치 감로수처럼 원신 각 부위에 분포되어 심령묘명이 되고 아주 안락한 경지에 이르게 한다. 대만의 남희근

선사는 생명과 우주법칙에서 삼맥칠륜에 대해서 다음과 같이 말했다.

“기가 족심에 이르러야 삼맥칠륜에 대해 말할 수가 있다. 정에는 백천가지 삼매가있으며 서로 다르다. 선종이 출현하고 선이 사라졌다. 중맥이 제대로 통하면 앉으면 바로 정에 들어 눈을 감은 채로 하늘을 볼 수가 있다”

지주(持呪)하는 방법

1) 연화염송(蓮花念誦) : 염송시 소리를 내여 읽는 방법이다. 염송시 소리를 주의해서 듣는다. 소리의 크기는 자기가 들을만한 정도로 하고 너무 빠르거나 늦지 않도록 하고 소리를 분명하게 하면서 염송한다.

2) 금강염송(金剛念誦) : 염송시 입술과 이를 다물어 움직이지 않게 하고 혀끝만 움직이면서 염송하는 방법으로 소리는 안낸다.

3) 순문염송(脣吻念誦) : 두입술을 가볍게 움직이면서 가벼운 입술 소리를 내면서 염송하는 방법이다.

4) 광명염송(光明念誦) : 입으로 염송할 때 입에서 밝은 빛을 방출하는 것을 생각하면서 염송하는 방법이다.

5) 수식염송(隨息念誦) : 염송시 호흡에 맞추어 염송하는 방법을 말한다.

6) 성좌염송(聲坐念誦) : 심장안에 둥근달이 있다고 상상하고 달속에에 한송이 연꽃이 있고 연꽃위에 백색 해라가 있다고 상상하고 해라가 염송하는 것을 상상하고 소리를 듣는다.

7) 진실염송(眞實念誦) : 송주할 때 심장을 사유(思惟)하고 자신과 진실 상응한다.

8) 심의염송(心意念誦) : 소리없이 묵송하는 염송을 말한다.

9) 계수염송(計數念誦) : 숫자를 읽으면서 숫자를 적으면서 암송하거나 염주를 만지면서 숫자를 계산하면서 읽는 방법으로 숫자를 미리 정하고 염송하는 방법이다. 이와 같은 방법은 마음을 현재에 둠으로써 산란하지 않게 하는데 효과적이다.

10) 삼마지(三摩地)염송 : 심장안에 한개 둥근달을 관상하며 달위에 본존주어와 종자(주륜)를 관상하고 주자를 관상하는 동시에 마음속으로 묵송하는 방법을 말한다.

중맥(中脈)과 7륜(輪)소개

7. 정륜 (1000개 연꽃잎)

6. 미간륜 (2개 연꽃잎)

5. 후륜 (2개 연꽃잎)

4. 심륜 (12개 연꽃잎)

3. 제륜 (10개 연꽃잎)

2. 생식륜 (6개 연꽃잎)

1. 해저륜 (4개 연꽃잎)

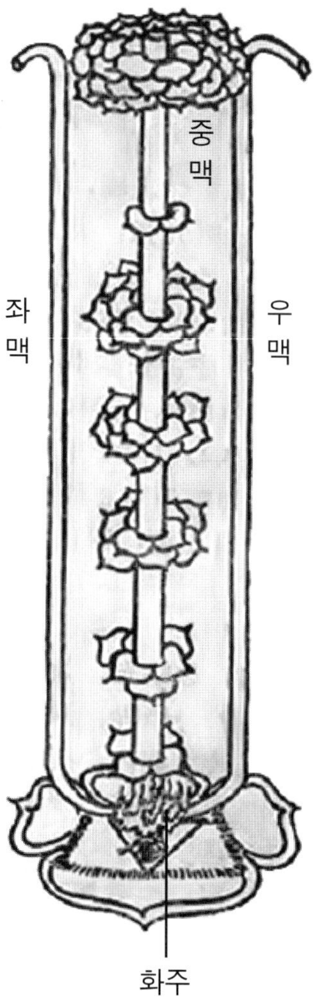

1. 중맥

중맥은 백회로부터 회음에 이르는 에너지 통로를 말한다. 백회로부터 우주의 기를 받고 회음으로부터 지기를 받는다. 중맥을 중심으로 좌우에 에너지통로인 좌맥과 우맥이 있다. 또한 회음으로부터 태탄혈까지 연결되는 독맥과, 턱의 승장혈에서 회음까지 연결되는 임맥혈이 흐르고 있는데 독맥과 임맥혈을 통하게 하는 수련법을 소주천 수련법이라고한다.

중맥은 장밀공수련의 핵심수련법으로 모든 공법이 중맥을 타통하는데 중점을 두고 있다. 중맥은 신통의 통로, 비밀의 통로라고 불리며 예로부터 비밀수련법으로 외부로 전혀 공개가 되지 않는 밀법중의 밀법이라고 할수 있다.

2. 7륜

1) 정륜(頂輪) - 사하스라차크라 : 머리의 백회혈을 말하며 천기가 들어오는 혈이다. 천개의 연꽃으로 요가에서는 천폭륜이라고 한다. 이곳이 개통되면 빙의천도능력과 기공치료등의 영적능력이 크게 발전된다. 이곳은 범문으로 우주와 통하는 문으로 가장 궁극의세계에서 개아와 우주아가 합일하는 곳이다.

2) 미륜(眉輪) - 아즈나차크라 : 이마와 후두골중앙의 송과체가 있

는 곳으로 제 3의 눈이위치하고 있다. 송과체가 격발되면 특수 공능이 유발된다. 정륜과 미륜을 연결하는 중앙에 송과체 뿐만 아니라 호르몬의 총사령부인 뇌하수체, 시상하부 등의 뇌의 핵심부위가 위치해 있다. 이곳에서 마음의 물질인 갑상선호르몬, 흉선호르몬 부신호르몬, 성호르몬등 각종 호르몬을 생산하도록 하는 곳이다. 인당혈은 절대계와 통하는 문으로 반야심경의 불생불멸(不生不滅), 불구부정(不垢不淨), 부증부감(不增不感)의 육불(六不)이 존재하는 세계로 절대계란 태어나고 죽음도 없고 탁한 것과 맑음도 없고 늘도 줄어 듬도 없는 곳이다. 2개의 연꽃이 있다.

3) 후륜(喉輪) - 비슈다차크라 : 목을 말하는데 내분비선인 갑상선이 위치하고 임파선이위치한다. 갑상선은 티록신호르몬을 분비하는 내분비선이다. 갑상선은 인체의 호르몬을 조절하는 총리와 같은 역할을 한다. 후륜이 개발되면 호르몬뿐만 아니라 면역력이 극대화된다. 16개의 연꽃이 있다. 이곳이 열리면 현명한자가 되고 법열을 느끼며 몸이 견고해지고 죽지 않는다.

4) 심륜(心輪) -아나하타차크라 : 심장의 전중혈이 위치한곳으로 면역사령관이라고 할 수 있는 흉선이 위치하고 있다. 스트레스를 받거나 심리적인 부정적인 정서가 발생하면 흉선에 영향을

미쳐 면역체계가 약화되어 암등 각종 난치성 질환으로 발전되는 곳이다. 따라서 수련을 통해 심륜을 개발하면 면역력을 높일 수 있을 뿐만 아니라 각종 심인성질환을 치유할 수 있다. 12개의 연꽃이 있다. 이곳을 명상하면 삼세를 통하는 지혜를 얻고 천안통, 천이통을 열고 공중비행의 초능력을 얻는다.

5) 제륜(臍輪) - 마니푸라차크라 : 배꼽을 말한다. 배꼽은 오장육부와 연결되어 있다. 태아에서는 탯줄에 의해 어머니의 영양분을 공급받는 장소였으나 테어난 후에는 오장육부의 사기가 나가는 통로서의 중요성을 갖는다. 이곳이 막히면 전신에 독소가 많아지고 기혈이 탁해지며 각종 난치성질환이 발생될 수가 있다. 10개의 연꽃이 있다. 이곳을 수련하면 죽음을 떠나고 타인의 몸에 들어가는 초능력을 얻는다.

6) 생식륜(生殖輪) - 스바디스타나차크라 : 인체의 하단전을 말한다. 하단전은 건강의 중심으로 수련의 핵심으로 매우 중요한 것이다. 황제내경에 인체에는 3가지 보물이 있다고 하였는데 정기신이다. 그중에서 정을 생산하는 곳을 하단전이라고 한다. 기나 신에너지는 정에너지로부터 나온다. 따라서 건강과 장수하려면 정에너지를 길러야하는데 정에너지가 손실되면 생명력이 약화가된다. 따라서 축기법을 통해서 하단전에 단을 만드는

것을 불로장생의 비법이라고 할 수가 있겠다. 하단전은 12경락의 뿌리이며 남자는 정을 기르고 여성은 임신할수 있는 곳이다.

하단전 에너지약 약화되면 생식능력이 고갈될 뿐만 아니라 허약체질로 변하게된다. 따라서 예로부터 하단전을 강화시키는 것을 첨유접명이라고하여 인체를 호롱불에 비유하였을 때 기름을 부어넣는 것이라고 할정도로 건강에서 중요한 곳이다. 또한 백병을 치료하는 혈이라고 하였다. 하단전의 기는 내수중에 긴급하게 쓸수 있는 돈이든 금고와 같아 항시 잘관리해야한다. 수련이 진척될수록 축기가 중요시된다. 6개의 연꽃이 있다.

사랑의 여신의 힘으로 애정을 표시하고 모든병이 떠나고 죽음을 극복하며 초능력을 얻고 기가 몸에 두루흘러 들어가 체액이 증가한다.

7) 해저륜(海底輪) - 물라다라차크라 : 해저륜은 회음혈을 말한다. 이곳은 지기를 받을수있는 곳이다. 회음혈을 강화시키지 않으면 인체의 에너지가 빠져 생명력이 약화될 수도 있다. 또한 이곳은 삼미진화라고하여 불이 산생되는 장소다. 이곳이 막히면 각종생식기 질환뿐만 아니라 하체가 약화되게 된다. 하체가 약하면 인체의 기둥이 흔들거리므로 생명력이 약화되는 것이다. 회음혈은 위로는 상단전, 아래로는 용천혈과 통해있으며 진기

가 모이고 흩어지는 혈로 상단전의 빛으로 회음을 비추면 내기가 발생된다. 이곳에서 기를 얻는자는 신체가 가볍고 건강하다. 이곳은 쿤달리니가 시작되는 곳이다. 4개의 연꽃이 있다. 이곳에 명상하면 개구리가 껑충뛰어 오르듯 대지를 떠나는 초능력을 얻는다. 이곳에 쿤달리니가 발동하면 무병하고 노쇠나 죽음을 떠나 아름다워진다. 이곳에 자기의 생명의 움직이는 소리를 들으면 우주의 신비한 소리를 듣게된다.

* 제1륜은 지, 2륜은 수, 3륜은 화, 4륜은 풍, 5륜은 공, 6륜은 의다.

총지금강송(悤持金剛誦)

1. '옹아훙' 의 작용

'옹' 자음은 직접으로 로강(顱腔)안에서 진동하고 성파가 로강안에서 움직인다. 뇌공혈의 공능을 제고한다. 뇌부의 기혈 순행하게하고 뇌혈관 질병을 방지한다. 중의에서 말하기를 뇌혈전은 기허혈어(氣虛血淤)하여 발생하는 것이다. 사람이 노인이 되면 대뇌에 양기가 적어지기 때문에 뇌출혈, 뇌혈전이 발생하기 쉽다. 뇌혈관 질병은 현대 질병중 사망률이 가장 높은 질환중의 하나이다. 제 2위는 심혈관 질병, 제 3위는 암질환, 제 4위는 당뇨병으로 나타나고 있다. 우리가 '옹아훙' 3자의 주음을 연습하면 뇌공혈을 제고한다. '옹' 자음이 뇌혈관중의 기혈이 막혀서 형성한 맥결(脉結)을 타개한다.

"아" 자음은 목부위에 진동을 발생시켜 림프의 내분비 증가하는 것을 촉진한다. 인체의 면역력은 림프의 내분비정도로 결정한다. 어떤 사람은 신체가 허약하여 일상적으로 병을 얻는다. 주요 원인은 자신의 저항력이 강하지 않아서 면역력이 저하되었기 때문이다. 우리가 '아' 자공을 연습함을 통해서 림프의 내분비를 증강하게 하여 면역력을 제고한다. 동시에 인후는 요도(要道)이다. 이곳이 병이 나면 대뇌사령부와 4지백해, 오장육부 통섭(通攝)작용에 영향이 있다. 그러므로 인후는 참으로 중요한 곳이다. 또한 아자공은 관심병에 특효가 있다.

"훙"자음은 직접으로 가슴의 중앙인 전중혈을 진동한다. 이곳을 진동하니, 직접으로 오장육부를 진탕(震蕩)하여 심혈관의 기능을 촉진하여 심장병이 완화되고 점차로 심장병이 치유된다.

'옹, 아, 훙'을 수련하는 것은 제일보로 이런 작용을 도달한 것 외에 더 높은 층차의 공능을 개발하는 것이다. '옹, 아, 훙'은 장전불교에서 매일 제일 많이 읽는 주어이다. 이 주어의 작용은 무엇인가? 주어를 읽는 특수한 발음을 통해서 체내에 부동한 부위에 내진동을 산성하여 체내의 맥결을 수통하고 진일보로 전신의 기혈을 화합하여 건강을 회복한다.

자기연공하여 산생한 내진동과 모든 사람이 같이 연공해서 산생한 외진동, 이러한 내외의 작용이 호응하여 많은 난치병이 수련중에 자연이 없어진다. 성음의 이런 물리성에 초성파(超聲波), 차성파(次聲波)등이 포함하여 있다. 지금벌써 초성파와 차성파가 사람과 생물에 많은 살상력이 있다는 것을 알며 또 건축물에도 매우 강한 최훼력(摧毁力)-파괴력-이 있다. 이런 역량은 상당히 크다.

'옹' 아, 훙을 수지하는 것은 장밀공을 보급하는 입문공법이다.

또 밀종대원만시(始)의 공법이다. 마지막 곧 최종극 일때 역시 이 세개자이다. 이 세개 글자가 각 다른 주어를 인신(引申)하여 부동한 공능을 모아서 부동한 효능에 도달하여 최종극시에 또 이 세 개 자로 돌아간다. 밀종이 이 세 개 글자는 총개관(總開關)이다. 그는 인체자신의 소천지와 우주 신식(信息) 빈도가 상통하는 총개관이다. 라디오와 TV처럼 우리가 어느 번호를 눌렀을 때 해당화면이 나타나는 것과 같다. 다른 주어는 능히 부동한 우주의 신식을 접수한다. 이점은 외계 사람이 말하면 오묘하지만 장밀공의 수련자는 자기가 직접 체회(體會)할수 있다.

2. '웅아훙' 총지주의 기재

웅자는 우주 원시 생명능량(生命能量)의 근본음이다. 그는 무궁무진한 공능이 포함하여 있다. 사람인체에 대해서 그는 머리내부의 음성이다. 사람이 귀를 막고 들으면 자기심장과 혈맥이 유동하는 성음과 많이 상전하다. 웅자부가 발음하는 주어는 최하의 효과는 머리를 청성하게하고 정신이 진분한다. 예로 감기가 들었을때 꾸준히 이글자를 읽으면 머리에 땀이나고 약을 안먹고 낫게된다.

아자는 우주가 만유생명생발(萬有生命生發)을 개벽할 때 근본음이다. 어린애가 테어나나서 제일먼저 우는 소리가 아음이고, 사람이 놀랬을 때 갑자기 소리치는 것도 아자 원음이고, 사람이 죽기전의 한순간 또 '아' 음으로 소리를 지른다. 그는 무량무지한 공능이 있다. 동시에 세계 일절 생명이 개시하고 산발하는 음성이다. 예로 현종, 정토종이 아미타불' 을 송념할 때 이것은 밀종 아부의 개구음(開口音)이다. 만약에 아부음의 묘용을 운용할 줄 알면 능히 신체 내장의 맥결을 타개하고 장부지간의 각종질병을 청리하고 오래되면 능히 내장기맥이 진동하는 효과를 체회한다.

훙자는 만유생명 잠장생발(潛藏生發)하는 근본음이다. 이렇게 말할 수 있다.웅자는 형이상천부적(形而上天部的) 음성이다. 훙자는 물리세간지부(物理世間地部的)의 음성이다. 아자는 사람과 동물생명지간의 개구음이다. 인체로 보아 훙은 단전의 음성이다. 만약에 훙자음으로 염송하면 맥결을 진개하고 새로운 생기를 발생시키고 건강과 장수효과를 얻을수 있게 된다.

3. 총지금강송 연공방법

1) 7지좌(7支座) : 의자에 앉아 두발 끝을 밖으로 일자형을 형성하고 30cm정도 이격한다. 혀끝을 입천정에 붙이고 손으로 금강권을 쥐고 척추를 수직으로 하고 두 어깨를 조금 눕히고 턱을 앞으로 당기고 눈으로 평시, 눈을 슬그머니 감는다.

2) 관상자형 : 먼저 미륜에 백안색(白顔色)의 옹자를 관상한다. 그 후 후륜에 홍안색의 아자를 관상한다. 그후 심륜에 남안색의 훙자를 관상한다.

주	옹([illegible])	아([illegible])	훙([illegible])
기	입기	주기	출기
소복동작	제강, 수복	내수, 부동	점점밖으로내민다 횡경막 하락
광색	백색	홍색	람색
진동부위	로강	후강	흉강
맥륜	미륜	후륜	심륜

3) 관상자형하는 동시에 호흡 배합하는 구결

(1) 옹자 읽을때 입기(入氣) 소복내수(입기는 흡기한다)

(2) 아자 읽을때 주기(住氣) 소복내수 부동(주기는 부흡, 부호)

(3) 훙자 읽을때 출기(出氣) 소복이 점차로 커지고 격기하락 (출기는 호기)

입기, 주기, 출기하는 동시에 관상하는 염색, 형장, 위치와 소복수고하는 것과 발성하는 것을 배합해야 한다. '옹' 자을 읽을 때 입기 관상, 백색 '옹' 자가 미론에 있고 수소복(收小腹)하고 '아' 자 읽을 때 주기, 홍색 '아' 자를 관상하고 '아' 자가 후륜에 있고, 소복, 내수, 부동 '훙' 자 읽을 때 출기, 남색을 관상하고 '훙' 자가 심륜에 있고 소복이 점차로 커지고 격기 하락한다. 두차 염송지간에 간단한 조정시간 있다.

특음명상공(特音冥想功)

특음명상공은 장밀 영마패와 갈거패의 성구도모 수지법중에 홍교의 녹도모[9]주와 유가명상을 결합하여 수련하는 한종의 공법이다. 도모의 전칭은 성구도불모이다. 장밀중 모두 21위이다. 모두 관세음보살의 화신이다. 그중에 '록도모주'는 21 도모의 공덕을 총괄했다. 곧 핵심주다. 이주는 기, 맥, 명점수련을 위주로 무상유가의 범주에 속한다.

1. 특음(록도모주 綠度母咒)

웅, 다레, 두다레, 두레, 쉐하

2. 지송방법

록도모 특음을 지송하기 전에 먼저 망망우주의 무량광명이 나의 몸에 들어온다고 관상한다. 흡기하면서 웅을 먼저 읽는다. 우주의 기가 백색으로 변해서 범혈로부터 나의 체내에 들어와서 후륜까지 온다고 의상(意想)한다. '다래' 음을 계속 읽을때 계속 흡기하고 후론에 있는 상행기(上行氣)를 생법궁(生法宮)으로 누른다. 곧 상기를 밑으로 누른다.

---

9) 관세음보살께서는 중생들의 이고(離苦:영원히 이별하는 고통)를 안타깝게 여기시어 록도모(綠度母)보살로 화신하여 모습을 보이신다. 늘 록도모심주를 외우면 윤회,병고의근원을 끊을 수 있으며 일체마장으로부터 모면할 수 있다.또한 갖가지 병고와 질병을 능히 제거해 준다고한다.

또 계속 '두다레' 를 흡기하면서 읽을때, 제강(提腔)동작하여 회음에 있는 하행기(下行氣)를 상제하여 생법궁으로 올리여 상행기와 하행기가 모두생법궁에 집중한다. 또 '두레' 음을 읽을 때 기가 생법궁에 움직이지 않고 기를 중맥으로 넣는다. 마지막으로 출기할 때 '쉐하' 음을 읽는다. 기가 중맥을 통해 올라가서 범혈로 나간다고 의상한다.
(매일 수련시 범혈로 한번 기를 발사하고 그 후에는 두코구멍과 입으로 나간다. 그리하여 코앞에서 팔거리에서 허공중에서 흩어진다.)

호흡요구

특음	웅다레	두다레	두레	쉐하
내용	입흡	제흡	주기	호출
	범혈로부터 후로들어가고 상기하압하여 생법궁까지간다.	하기상제하며 생법궁까지 간다.	생발공의 기가 중맥에 들어간다.	중맥을 따라 범혈까지 올라가고 기가 나간다.

3. 명상공의 동작요

1) 예비식

두발을 자연히 서고 엉덩이를 좀 안으로 들어오게하고 배를 안으로당기고 전신방송하고 두팔을 위로 벌리면서 올린다.

2) 도어

망망 우주의 무량광명이 내몸에 들어온다. 두손이 위에서 벌려 두손의 을 머리위에서 머리를 향한다. 특음을 읽는다.

'웅, 다레, 두다레, 두레, 쉐하'

3) 동작과 명상

두 손바닥을 밑으로 특음에 따라 머리위에서부터 얼굴앞 걸쳐 아래로 도인한다. 웅음을 읽을 때 손이 머리부터 후부로 온다. 다레를 읽을때 손이 후부에서 밑으로 도인하여 배꼽밑 4지까지 온다.

의념으로 상행기를 생법궁으로 도기하여 동시에 수복한다. 밑에 두다레를 읽을 때 두손이 계속 생법공처에서 밑으로 작은 배 밑에 까지 도인하고 손바닥을 위로 들어서 위로 손을 올린다. 도인하여 생법궁까지오고 동시에 제강동작을 배합 계속 수복한다. 의념으로 회음의 하생기 상제하여 생발공으로 올린다.

두레를 읽을 때 두손이 배꼽위의 4지처에 앞으로 평행한다. 손을 당겨와서 또 내여밀 때 '두' 음을 읽는다. 또 당길 때 '레' 음을 읽는다. 소복이 내수하여 부동한다.

'쉐하' 음을 읽을 때 손을 돌려서 손끝이 상대로 장심이 위로 배꼽밑의 4지처에 놓고 '쉐' 음을 읽음에 따라 몸앞의 중선을 경과해 위로 도인하여 위로 갔을 때 두손을 벌려서 위로 올린다. '우주태공을 관상하고 전신이 커져서 올라간다는 한다는 명상도어에 따라' 하음이 연속한다.

특음을 결속하면 자연호흡하고 '군산(群山)이 나의 발밑에 있고 구름이 나의 팔밑에 날아간다' 는 명상도어를 따라 의경을 명상하는데 들어간다. 자기의 신체가 무한히 커진다고 체회한다. 전신방송하고 표표연이 선경반의 미묘초연한 의경으로 들어가면서 명상중에 자기의 신심이 극대한 방송을 얻는다. 특음을 따라 계속 특음과 동작을 중복한다. 이렇게 순환하고 반복하여 수공할때까지 반복한다.

4. 수공동작

선경반의 명상중에 들어간 후 현실로 돌아와서 두손을 벌린상태로 위로 올려 머리위에서 합십하고 신체 앞에서 내려와서 신체양측에 놓고 송정하게 선다. 체내의 여기가 전신의 8만 4천 땀구멍으로 동시에 밖으로 호출한다고 관상한다. 그 후에 사자 두진동작 3차하고 수공한다.

육자대명송(六字大明頌)

1. 특음 : 옴마니 반메훔

2. 육자대명송함의

6자대명주, 또 육자진언, 또 관세음보살(觀世音菩薩)[10]의 심주(心呪)라한다. 후변의 마지막음이 '사' 가 있다. 소리 나는 음은 '옹마니뻬미홍(사)' 이다.

육자대명주 함의:

1) 옴은 귀의를 대표한다. 치경의 의사다.
2) 마니는 수의로 변화하는 보주를 표시하며 사람의 심성을 비유한다. 일절의 신통변화는 모두 심성의 변화다.
3) 반메는 홍색연화를 대표한다. 심성이 청정하고 염색을 안드린 것을 비유한다.
4) 훔은 속질이 현현함을 표지하고 장애를 최파하고 목적지에 도달함을 표시한다.
5) 사는 증익을 표시한다.

---

10) 관세음보살은 이 세상의 생명체, 즉 중생이 관세음보살의 명호을 부르면, 곧바로 그 소리를 보고서 그 소원을 성취시켜 주는 노력을 기울인다는 보살이다.

3. 육자대명송[11])의 여러 가지 의미

1) 달라이라마의 법문 : 마니는 보석으로 깨달음과 자비를 상징하고, 반메는 연꽃을 의미하며 지혜를 상징한다. 훔은 불이의 상태를 가르킨다. 이들 글자는 수행자의 부정한 몸, 말, 마음을 상징하면서 한편으로 부처님의 청정 무결한 몸, 말, 마음을 상징한다. 부정한 몸, 말, 마음을 청정한 몸, 말, 마음으로 바꾸는 수련법이라고 하였다.
2) 6바라밀 밀력 : 옴은 보시바라밀, 마니는 지계바라밀, 니는 인욕바라밀, 반은 정진바라밀, 메는 선정바라밀, 훔은 지혜바라밀을 함축하고 있다는 설명이다.
3) 티벳의 문헌에 기록된 의미 : 옴(Om)은 천(天), 마(Ma)는 아수라, 니(ni)는 인간, 반(Ped)은 축생, 메(ma)는 아귀, 훔(Hum)은 지옥의 문을 닫는다 라는 뜻으로 '옴마니반메훔' 은 여섯 가지로 윤회하는 길을 막아 실상에 이르게 하는 주문이라고 하였다.

대명주를 외우면 모든 죄악이 소멸되고 모든 복덕이 생겨날 뿐 아니라 일체의 지혜와 행의 근본이 된다. 이 주문을 외우면 무량한 삼매와 법문을 갖추게 되고 지송(持誦)하는 자의 7대 조

11) 한국에 육자진언 옴마니반메훔은 티베트의 자사태마(剌思?麻)와 사팔자(思八剌) 라마에 의해서 전해진 것이다.

상까지 해탈을 얻으며 뱃속의 모든 벌레도 보살의 지위에 이르게 된다고 한다. 실제로 육자대명주 옴 마니 반메 훔에는 어떤 이상한 힘이 있다. 잠이 안오고 잡념이 생길적에 큰 소리로 외워보면 알 수 있다. 수련하는 방법은 항상 육자대명주를 읽고 (걸어가고, 자고, 앉고, 눕고)행, 주, 좌, 와 수지로 염송하고 매일 적어도 만번 읽는 시간이 길면 마음이 능히 안정하여 자성의 공덕이 수의로 현현할 수 있다.

기공을 수련하여 일정한 정도로 되었을 때 단순히 연기하는 것이 아니다. 장밀의 주어는 주요로 감응을 수련하는 것이다. 염송을 오래하면 상상할 수 없는 감응력이 난다. 빨리 읽으나 천천히 읽는 것은 같은 공덕이다. 열심히 육자대명주를 암송하면 자기가 도달하려는 목취를 마음대로 도달할 수 있다. 연공과 정중에 매개인의 경력이 다르고 신체 숙질이 다르고 천근성이 다르다. 그러니 출현한 정황이 다르다. 연공중 출현한 각식각양의 내경은 모두 정중생혜한다. 장밀기공은 이런 것을 간단한 방법으로 수련생들에게 전수해준다.

4. 육자대명송 연공도어

1) 좌식 : 의자에서 7지좌, 혹은 반좌 7지좌

2) 호흡 : 역복식 호흡, 비흡구호 3번 조식하여 평원한 후 자연호흡으로 들어간다.

3) 관상 : 우주의 광명이 자기의 머리위에 있다고 관상하면서, 마음속으로 '옹, 아, 훙' 을 묵념한다. 우주의 광명이 자기의 정륜, 후륜, 심륜을 걸쳐서 자기의 체내에 주입하고 자기와 우주의 광명이 융위일체로되고 내가 광명으로 되고 광명이 곧 내이다. 내외가 정영투철하다고 관상한다. 우주의 심성이 심간에서 나와 '옹마니반매훙(사)' 를 칭송한다. 수공할 때 종성과 같이 수공하고 사자두진동작(사자가 몸을 흔들어서 문지를 먼다)을 3차하고 수공한다.

아음 영감공(阿音靈感功)

1. 아음영감공이란

장밀기공을 수련하는데는 3밀상응(相應)을 강조한다. 기(氣),맥(脈), 명점(明点)이외로 또 감응력(感應力)을 수련해야 한다. 특음명상공과 총지금강송은 주요로 기맥(氣脈)을 수련하는 것이고 아음령감공은 감응력을 수련한다.

아자는 우주의 원음(原音)이다. 또 인체내의 심장혈류의 원음이다. 범문의 아자는 하나의 특수한 신식(信息)이다. 아자를 관상하고 꾸준히 수련하면 광(光)이 출현할 수가 있다.

2. 아음영감공 효과

아음령감공을 수련하면 신체의 면역기능을 제고할 수 있다. 아자를 관상하면 잡념을 없앨 수 있고 일념으로 만념을 대체(一念代萬念)하고 대뇌가 휴식할 수 있고 기억력을 제고할 수 있다. 홍색의 아자가 후륜위치에 있다고 관상하며 수련을 오래하면 아자가 화묘(火苗)처럼 불어서 자신이 발열(發熱)[12]하게한다. 후륜이 위치한 곳에 기관, 식관, 임파가 있고 뒤에는 정맥, 동맥, 중추신경이

12) 뜸모수련시 아자를 이용하여 발열시킨다.

이곳을 통과한다. 아' 음이 진동하면 임파의 내분비가 증가한다. 전신의 면역력을 증가하는데 지관중요하다. 후륜은 승상후하(承上后下)의 작용이 있다. 즉 명(命)을 수련하고 성(性)을수련한다. 이러니 생각할 수 없는 효력이 산생한다. 아이글자의 자형과 음성은 우리의 인체의 소우주와 천지대우주와 호상 구통하는 한개의 특수한 음부이다. 아음은 인체와 우주가 접통하는 중요한 개관과 유대이다. 여기에 하늘의 오밀(奧密)이 있다. 장밀중의 어떤 방법은 수련방법이 간단하다. 능히 직접으로 우주의 신식과 능량의 가지를 얻을 수 있다.

3. 수련방법

아음령감공을 수련하려면 순기자연(順其自然) 수련해야 한다. 녹음기에 나오는 소리에 따라서 아자의 자형을 후륜에 놓고 마음을 소리에 담는다. 마음은 경에 따라 놓고 경에 따라 주하여야지 녹음기에서 나오는 하는 소리라고 생각하지 말고 자기의 심전에서 흘러나오는 성음이라고 생각하면서 완전히 녹음기를 따라 '아' 음을 염송한다. 정감이 자연히 류로하여 연공자가 무위의 경계로 진입한다.

4. 수련자세

아음령감공을 수련하려면 정좌자세를 체용한다. 7지좌법을 사용한다. 될수록 신체를 온정하게 보지하며 감정이 일어날 때 참지말고 울고 싶으면 울고 웃고 싶으면 웃고 자기의 감정이 자연히 흐르게하여 내심정감상(內心情感上)의 적위를 모두 배제 하게하며 질병이 감소하고 인체의 잠재한 공능을 개발할 수 있다.

아음은 자기의 심신을 협조 통일하는 밀마통로이다. 또 자신과 우주가 상호구통하는 밀마통도(密碼通道)이다. 연공과정중에 어떤 사람은 각종 각양의 경(景)을 감각한다. 그러나 매 개인의 선천숙질은 다르다. 출현한 의경도 다 같지 않다. 다른 사람이 연공하는 의경을 자기가 있으려고 바래지 말아야 하며 다른 사람이 연공하는 의경을 자기연공의 모식으로 따라하면 안된다.

5. '아' 음 령감공의 연공도어

7지좌를 하고 연공개시 할 때 먼저 코로 호흡을 마시고 입으로 내수면서 3차하고 호흡을 편안하게 하고 자연호흡으로 전환한다. 망망 우주의 광명이 감로로 변해 나의 머리위에 모여 있다고 관상한다. 청량한 감로가 머리위에서 관입하여 일일이 당제하여 8만

4000의 번뇌가 전신의 84,000천 모공으로 체외로 배출하고 번뇌를 단멸하고 질병을 배제(排除)하고 신체가 경안(輕安)하고 자재유연(自在柔軟)한다고 관상한다. 심중(心中)에 아자 원음이 유출(流出)하면서 세심히 아자가 후륜에 있다고 관상하며 후륜의 아자가 산산 홍광조요(紅光照耀)하고 몸이 봄날처럼 따뜻해진다. 수공할 때는 사자두진을 3차한다.

7지 좌법(7支座法)

장밀기공 연공자세는 좌식을 위주로한다. 비로자나의 7지좌법과 가질좌법의 2가지가 있다. 자세는 수련의 기초로 자세가 올바르지 않으면 기흐름이 좋지 못하고 기흐름이 좋지 못하면 의념이 온정하지 못하고 기가 혼란해진다. 따라서 형정기순(形正氣順)을 유지해야한다.

1. 7지좌법의 요구

1) 두발이 일자형으로 중간상거 약 30cm, 발끝이 밖으로 향한다.

2) 척추가 자연히 수직한다.

3) 두어깨를 약간 벌린다.

4) 금강권을 쥔다.

5) 두눈을 앞에 평시하고 슬그머니 감는다.

6) 머리는 목을 약간 숙인다.

7) 혀를 입천장에 붙힌다.

2. 가질좌법(跏趺座法) 요구

1) 두다리를 반좌, 가질좌는 두가지 : 쌍가질(쌍반)과 단가질(단반)이다. 쌍가질은 또 두개다. '길상좌' 와 '강마좌' 이다.

길상좌 : 먼저 오른발등을 좌 큰다리 위에 놓고 후에 왼발등을 오른다리위에 놓는다. 이식은 기혈과 심을 평화하게 한다.

강마좌 : 길상좌와 교족이 반식이다. 이식은 잡념을 강복하는데 유리하고 기혈을 조화한다. 두다리를 반기하고 신체가 온정하고 혈액의 통로를 감단하고 혈액의 운행을 가속화한다.

2) 손으로 정인을 맺고 배꼽밑으로 놓고 두손바닥이 겹쳐 두엄지손가락이 상호간 접촉하고 두팔이 환장으로 좌우의 동력을 교류할수 있다.

3) 척추를 곧바르게 하면 기혈이 원활하게 흐르게된다.

4) 머리 앞으로 조금 구부려 척추가 수직 되게 한다.

5) 턱을 당기고 척추를 수직으로 한다.

6) 혀를 입천장에 붙이고 기기교류하고 진액이 자생한다. 이때 현응관조(玄應觀照)를 하면 진액산생 효과가 증진된다. 현응은 혀아래와 혀줄기사이 중심있는 하나의 혈위인데 해천(海泉)혈이라고한다. 이곳은 진액의 바다라고 한다. 이곳을 내시로 현응혈을 지키면 진정(眞精)을 얻어 섭취할 수가 있다. 진정은 일종의 대약물질로 거병건신과 인체자양에 뛰어난 효과가 있다.

7) 두눈의 목광으로 정전방 일정한 거리의 눈앞 높이와 같은 공간을 찰라로 본 후 그곳의 공기가 움직이는 감각이 났을때 눈을

감고 눈앞이 앞으로 보든 위치 변하지 않는다. 고혈압 환자는 조금 밑으로 보고 저혈압 환자는 조금 위로본다. 목광과 의념이 결합되면 반관내조라고한다. 양신은 기, 광, 태를 수련하여 이루어진 것이다. 빛의 산생은 의념과 기가 서로 융합되어 빛이 드러난다.

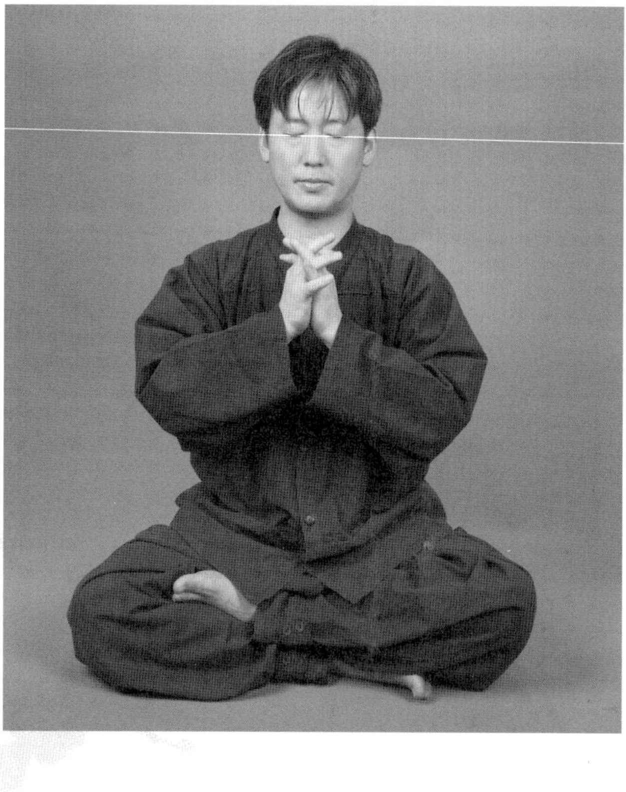

피갑 호신법(披甲護身法)

속어에서 말하기를 도고일척(道高一尺),마고일장(魔高一丈), 마제두상(魔在頭上)라는 말이 있다. 피갑호신법은 마를 방지하는 방마법이다. 장밀수지자가 자기를 수호하고, 마기, 사기, 병기와 일절 부정한 기의 침습을 방호하기 위해서 하는 수법이다. 피갑호신법은 장밀 수지자의 필수의법이다. 매일 밀법을 수련할 때 모두 피갑호신법을 수련해야 한다. 수지할 때 이법을 수지할 뿐만 아니라 평시, 잠자기전, 외출전, 상가집이나 병문안갈 때, 많은 사람이 활동 있는 장소에 가기 전에 꼭 본법을 수련해야 한다. 지금 소개하는 피갑호신법은 금강 상사 로승연 전승하고 상용하는 법이다.

1) 먼저 손가락 교차하여 금강합장 수인을 만든 다음 합장한 수인을 이마의 두눈섭 중간에 위치시킨다.
2) 금강사둬 진언인 "옹버루란저리"를 7번 읽는다.
3) 금강 합장한 수인을 두 눈썹 중간, 후부, 심부, 왼쪽 어께, 오른쪽 어깨를 순서대로 찍은 후 수인이 또 두 눈썹 중간에 온다.
4) 두눈썹 중간에 올 때 수인을 연다.
5) 수인을 열고 금강사둬를 관상한다. 그가 손으로 항마법보[13]를 쥐고, 금강사둬가 4개의 모습으로 변하고, 한존은 행자의 전방

---

13) 말을 항복시킬 때 쓰는 빨간색 보

에 있고, 한존은 행자의 후방에 있고 한존은 행자의 왼쪽에 있고, 한존은 행자의 오른쪽에 있다. 이렇게 관상하는 것은 제일 중요하다. 이것은 피갑 호신법의 밀중밀이다. 수지자가 성심껏 믿는 것과 공력이 깊을수록 효과가 크다. 그외에 수몽의 방마가 매우 중요하다.

수몽(睡夢) 피갑 호신법

1) 침대에 올라가서 길상와하고 눕는다 : 우측체면(오른쪽으로 눕는다), 심장이 위에 있고 자는 자세가 사자와 같다.

2) 묵념 상사와 본존[14] : 상사의 승호를 읽고, 상사가 와서 가피하기를 상념 하거나 혹은 자기가 누은 본존으로 변했다고 상념하고 본존이 와서 가피 한다고 생각한다.

3) 묵념주 : 상사심주 혹은 본존의 심주 7번 혹은 49번 심중으로 읽는다.

4) 관상 : 자기의 후부에 한도의 강렬한 홍광이 방사하여 공중으로 비운다. 이 강렬한 홍광이 모기장처럼 자기에게 덮인다. 즉 자기가 홍광중에 잠잔다. 피갑 호신법 수지의 성취는 자기의 정진수지와 정념으로 결정된다.

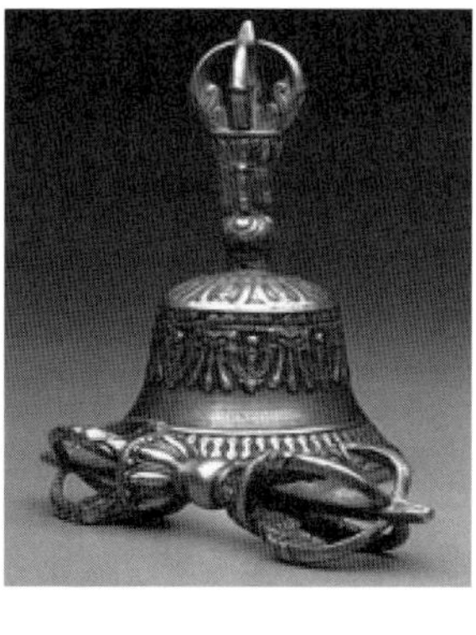
〈금강저와 령〉

14) 본존은 연화생, 녹도모, 아미타불, 관세음보살등을 자신의 본존으로 선택한다.

영열성취법(靈熱成就法)

영열성취법은 장밀 6대성취법의 제 1부공[15]이다. 988년 인도 벵갈에서 테어난 띨로파에 의해서 창시되어 1016년 나로빠에 의해 완성되었다. 마르파에거 전해져서 티벳불교의 핵심이 되었다. 이어 히말리아 성자라고 불리는 밀라레빠에 의해서 입으로 전수되었고 1359년 14번째 계승자인 쫑가바에 의해서 최초로 문서화 된 이후 핵심수련법으로 전수되고 있다.

밀종의 6성취법은 나락6법(那落六法)이라고하며 장밀불교의 아거파에서 밀법으로 수련하던 것을 정화시켜 격로파에서 계승 발전시켰다. 영열관상은 아자반체(阿字半体)의관점(觀點)이 영열(靈熱)이 발생하는 비밀법이다. 배꼽밑 4지 부근[16]에 중맥, 좌, 우맥이 만나는 곳이 열이 발생하는 장소이다.

1) 이곳에 반아자(阿字半体)(ろ)가 머리카락처럼 가늘고 높이가 약 1cm정도 곧바로 서있고, 종홍색(棕紅色)이며, 필화가 가늘고 명량하고 표동하고 발열감(發熱感)이 있고 줄을 바람이 불어치는 것처럼 뺑뺑하는 소리가 들리는 것을 관상(觀想)한다.
2) 정륜(頂輪)의 천엽연대(千葉蓮台)의 중맥(中脈)내에 곧 떨어지

15) 2부공은 환관(幻觀)성취법, 3부공은 몽관(夢觀)성취법, 4부공은 정광성취법(淨光成就法), 5부공은 중음(中有)성취법, 6부공은 전식성취법과 심요전식 자재법이 있다.

16) 이곳은 인체에 잠재된 신비한 불에너지 또는 뱀에너지를 나타내는 쿤달리니 여성이 잠자는 곳이다. 짧은 아는 여성적인오컬트파워의 상징으로 이관상법의 목적은 잠자는 여신을 깨우기위한 것이다.

는 감로상(甘露[17]) 상태로 된 백색글자인 ཧཾ[18]자음을 관상하면서 영식(靈息)을 인입(引入)한다(들숨), 또 영식을 좌맥과 우맥안으로 섭(攝)한다.

3) 이 령식이 하행팽창(下行膨脹)하여 중맥의 저단고입(底端鼓入)한다. 반아자는 위로 올라가서 홍자와 접촉하여 외부에 충만하고 반아자가 완전히 홍색으로 변한다. 이때에 정신을 집중하여 관상한다. 날숨할 때, 실지로는 코로 호흡을 내쉰다. 동시에 중맥중에 남색의 영력류(靈力流)가 있어 호식(날숨)과 같이 나간다고 관상한다.

4) 들숨하고 호흡을 멈출 때 홍색의 반아자가 화염이 발생하여 손가락 반길이(半指長)이고 상단이 뾰쪽하고 광명(光明)이 작열(灼熱)한다고 관상한다. 이 화염이 중맥의 특성(特性)이 있다고 관한다. 즉, 직(直),명(明), 홍(紅), 공(空), 또 이화염이 방추(紡錘)같이 전동(轉動)한다.

5) 영열충기 상승법

(1) 흡기하여 체내에 기가 들어온후, 이화염이 반손가락 올라가서, 8차 호흡을 걸쳐서, 제론까지 간다.

---

17) 늘에서 떨어지는 감미로운 이슬

18) 정액의 색깔인 백색으로 흰색이며 시각화에 의해 심령적 활력을 얻는다. 또한 신비로운 불에너지의 남성적인 측면을 상징하며 짧은 아가상징하는 여성측면의 불에너지와 결합함으로써 비밀의 생명열이 발생하게되는 것이다.

(2) 제륜에서 10차의 호흡을 통해 제륜에 영열충만 시킨다.

(3) 10차의 호흡을 걸쳐서 제륜에서 밑으로 하행하여 신체하부에 충만하여 발가락 까지 모두 영렬이 충만한다.

(4) 해저륜에서 10차 호흡을 하면서 화염이 올라가서 전신에 충만하고 심론에 도달한다.

(5) 10차 호흡을 하여 화염이 올라가서 후론에 도달한다.

(6) 10차 호흡을 하여 정론에 도달한다.

(7) 이렇게 하여 입정(入定)한다.

결(決)에서 점득신우강성유(漸得神牛降聖乳)[19]라는 말이 있다. 신우(神牛)는 장족문자음 홍자의 밀칭(密称)이다. 아는 음(陰)을 표시하고 홍은 양(陽)을 표시한다. 성양(聖楊)이 성음(聖陰)과 합하니 성스러운 우유가 내려오는 것과 같다. 다시 말하면 또 10차의 호흡을 걸쳐서 정륜의 중맥에 홍자를 영렬이 용화시켰다.

그리하여 홍자가 푸티(菩提[20])월액(月液[21])으로 변하여 한방울 한방울 떨어져서 정륜의 각 맥도(脈道)에 충만한다.

6) 푸티 월액 충만법

(1) 10차 호흡하여 월액이 후륜에 충만하고,

---

19) 천국의 암소로부터 젖을 조금씩 짜모으라.

20) 푸티는 보리심으로 불과를 얻을수 있도록 비는 마음을 말한다.

21) 남자의 정액의 재료인 종자를 경칭하는 말이다.

(2) 10차 심륜에 충만하고,

(3) 10차 호흡하여 월액이 제륜에 충만하고,

(4) 10차 호흡하여, 월액이 전신에 충만하여 손가락과 발가락까지 끝단까지 충만한다.

(5) 이 영열유로묘법(靈熱乳露妙法)은 108차 호흡한다.

처음 수련하는 자는 하루밤에 6차하고 이후에 호흡시간을 연장하고 수련을 점차적으로 4차로 줄이고, 약 30일후 1차 호흡시간이 50%을 더 증가할 수 있다.

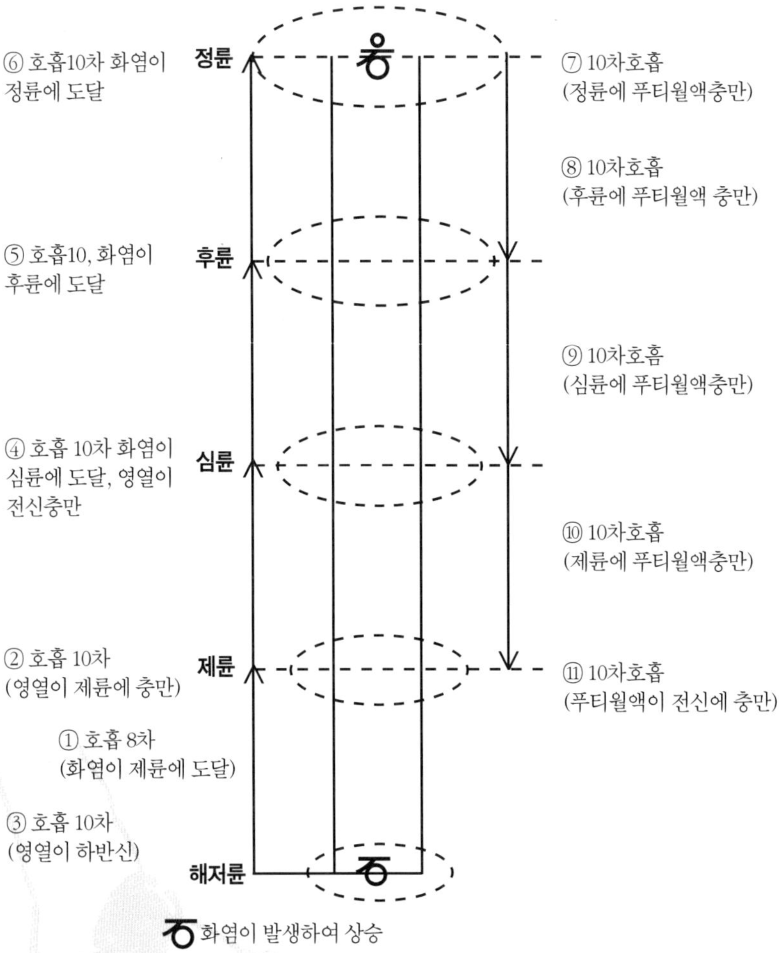
⑥ 호흡10차 화염이
정륜에 도달
정륜
⑦ 10차호흡
(정륜에 푸티월액충만)
⑧ 10차호흡
(후륜에 푸티월액 충만)
⑤ 호흡10, 화염이
후륜에 도달
후륜
⑨ 10차호흡
(심륜에 푸티월액충만)
④ 호흡 10차 화염이
심륜에 도달, 영열이
전신충만
심륜
⑩ 10차호흡
(제륜에 푸티월액충만)
② 호흡 10차
(영열이 제륜에 충만)
제륜
⑪ 10차호흡
(푸티월액이 전신에 충만)
① 호흡 8차
(화염이 제륜에 도달)
③ 호흡 10차
(영열이 하반신)
해저륜
화염이 발생하여 상승

3. 영렬의 경험

가. 영열의 일반적인 경험

1) 1기 : 심(心)과 영력(靈力)이 평정한 경(平靜之境)을 얻어서 영열이 원원(源源)히 발생한다. 영열이 초기에 발생할 때, 몸의 각륜이 일시에 개장(開長)하여 령력이 월액을 도입하면 각륜이 아픈 느낌이 든다. 이것을 통경험기 혹은 난경험기라 한다.

2) 2기 : 그 후 각륜이 일시적으로 위축하고 영력이 선전하고 월액이 개장하고, 월액이 증가하여 그중에 충만하고 성숙하여 멀지 않아서 유루한 무수의 극안락경이 생긴다. 이때를 극락(極樂) 생기 경험기라 한다.

3) 3기 : 그후 멀지 않아서 심내안락(心內安樂) 청정(淸定)한다. 그러니 외계의 일체현상이 안락하지 않는데가 없다. 이것이 극락의 정(正)경험기다. 그러니 망상의 파류가 자연히 적정(寂靜)하고 그의 본자재경(本自在境)을 얻는다. 즉 정안지(正安地) 혹은 삼마지(三摩地)의 경계, 혹은 무분별경이라 한다.

그러나 이 안지경계(安止境界)는 아직도 무각수(無覺受)의 경계가 아니다. 이때 안개같고 환성(幻城)같고 서광(曙光)같고 등광(燈光)같고 청공(晴空)같고 또 무수한 말할 수 없는 각종 경계가 수련자 앞에 나타난다. 이 푸티월액이 3전지기(三轉之

期)내에 일체의 경상(景象) 혹은 서조(瑞兆)를 수련자가 안본척 하면 안된다. 그러나 이경을 못 본 사람은 망욕으로 보려고 구하면 안된다. 응당이 정상한 방식으로 영열을 수련해야 한다.

만약에 수련자의 영열의 작용이 효능이 났을때 수련자는 자연히 질병과 쇠로를 면하고 기타 생리상의 상손(傷損)을 면하며 또 멀지 않아 유루의 5통과 무수한 성과를 증덕한다. 5통은 천안통(天眼通), 천이통(天耳通), 타심통(他心通), 신경통(神境通)과 숙명통(宿命通)이다.

나. 영열의 특수한 경험

영열의 특수한 경험은 3맥회합처에서 발생한다. 이곳에서 령력을 주입(注入)한다. 다섯종 현상이 생긴다. : 불이 폭발하는 것 같고, 달의광 같고, 일광 같고 토성의 광 같고 번개치는 광과 같다. 불폭발하는 광은 황색이고 월광은 백색이고 일광은 홍색이고 토성의 광은 람색이고 번개치는 광은 담홍색이다. 이종 종광염이 원홍광권을 조성하여 수련자의 몸을 위요했다.

벌서 위의 성취를 얻었으니 신체의 9규문(7규와 강문과 소변처 합쳐서 9규다), 구의 4규문(후, 설, 입술, 잇몸) 모두 필했으니 외계의 자극을 안받는다. 그러나 심의 2 규문(의지와 기억)은 열렸다. 그러므로 안으로 무상안락경(無上安樂境)을 증덕하고 밖으로 문각지(聞覺知)의 일체 시처외경험이 삼마지의 연속지류가 아닌 것이 없다. 승안지경자를 이룰 것이고 안지경자(安止境者)도 이룰 것이다.

만일 영열법(생명열)수련법을 세상의 모든 학교에서 실습한다면 알래스카와 시베리아, 남극과 북극 지방에서조차 인간의 거처에 중앙난방설비가 필요없어질 것이다. 그리고 그반대의 수련을 한다면 열대지방에서나 온대지방의 여름철에 값비싼 에어컨을 켤 필유가 없어질 것이다. -에반스 웬츠-

제5편　특수공능 개발편

1.천목개통수련법

천목은 하늘의 눈이라는 뜻으로 의학적인 용어는 송과체라고 불린다. 불교에서는 천안, 힌두경전에서는 영안, 성경에서는 웃궁창 하늘, 도교에선 천목, 우리말로는 골밑샘이라고 불리는 뇌의 간뇌에 위치한다. 송과체는 솔방울 모양과 색깔을 한 길이 3-8mm, 무게 0.2g정도의 작은 기관으로 좌측과 우측에 한쌍이 있다. 우측의 송과체는 거의 잠을 자고 있다. 오른쪽 송과체를 자극하면 잠자는 호르몬을 많이 분비시킬 수가 있다. 송과체가 열리면 태도가 당당해지고 매사에 신념이 생기며 마음의 여유와 남을 배려하고 우뇌의 기억을 자유자재로 활동하고 간뇌를 자유롭게 지배하며 우주에너지를 자유자재로 들어오게 할 수 있다. 송과체는 뇌에서 뇌하수체와 더불에 인체의 중심이고 가장 중요한 핵이라고 할수 있다. 우뇌를 개발한다고 할때 송과체개발을 의미한다. 송과체에서는 세로토닌, 도파민, 베타엔돌핀, 아세틸콜린, 멜라토닌의 호르몬이 분비된다. 송과체가 열리면 빛을 볼수가 있다. 빛을 보면 수련의 일정한 도경에 도달하였다고 볼 수가 있다. 과거로부터 대부분의 수련자들의 중요한 목표는 송과체를 개발하는 것을 주요 목표로 하였다. 송과체의 개발은 건강뿐만 아니라 깨달음에 이르는 가장 확실한 방법이기 때문이다. 어느수행자는 수련후 송과체가 개발되어 빛이 보이기 시작하자 다음과 같이 말했다.

“험한산에 오르고 거친 바닷가에서 열심히 수행했노라 드디어 계곡이 울리고 명성이 빛을 발하기 시작했다.”

빛을 볼수 있다는 것은 수련을 통해 에너지가 고능량으로 변했다는 것이다. 기가 질이 바뀌면 빛으로 바뀌게 된다. 빛을 보아야 영상을 볼 수가 있으며 우주와 공명할 수 있게 된다.

현대과학이 밝힌 송과체의 3가지 작용을 다음과 같다.

1. 영상을 보는 작용이다.

눈을 뜨면 물체가 보이지만 눈을 감으면 꿈이라든지 영상을 보는 작용이 있다. 이와 같은 작용은 송과체의 역할이다. 눈을 감으면 아무것도 안보이는 사람은 송과체가 많이 막혀있다는 것을 의미한다. 수련자에 따라 흑색, 백색, 황색, 녹색, 무지개색등의 모습으로 변해가는 것을 볼수가 있다. 흑색으로 영상이 보일경우에는 몸속에 병기와 탁기가 많이 있다는 것을 의미하므로 수련을 통해 탁기를 제거해야 한다. 순간입정을 통해 미래를 예측하는 경우에도 송과체의 작용이 작용한다. 예측되는 상황이 영상으로 나타나기 때문이다. 영상을 볼수 있다는 능력은 염력이 그만큼 증가 했다는 것을 의미하기도 한다. 송과체는 일반적으로 동물이나 파충류들에게 발달이 되어 있는데 쥐는 1주일 전의 일을 미리예측하고 각종 동물을은 각종 위험을 미리 예측하여 자신을 보호하는 능력이 있는데 간뇌가 발달되었기 때문이다. 인간도 간뇌를 발전시키면 누구나 미례 예측과 오감을 최대한 이용하여 초능력자가 될 수 있는 것도 같은 맥락이다.

2. 내분비계와 자율신경계의 주요한 중추적 역할을 담당하고 있다. 현대인들은 스트레스로 인해 정신병, 수면장애, 각종암등 불치병등으로 고생하는 경우가 많은데 대부분 송과체병이다. 송과체기능이 저하되면 인체 필수적인 호르몬 분비가 저하되어 수면을 방해하고 자연치유력을 방해하여 질병에 무방비상태가 되는 것은 당연하다. 따라서 송과체 개발은 수련자들의 전용물이 아니고 건강을 예방하고 증진하기 위해서 일반인들도 개발해고 수련해야 한다는 것은 너무나 당연하다. 다음은 송과체에서 만들어내는 호르몬의 종류 및 작용이다. 얼마나 중요한 호르몬이 분비되는지를 인식하고 송과체 개발에 관심을 가져야 할 것이다.

1) 세로토닌 : 뇌파가 알파파, 세타파상태로 들어가는 것을 지원하는 호르몬이다. 알파파 상태는 우주에너지다. 알파파 상태를 유지하면 자연에너지 우주의 에너지와 연결되어 자신의 질병

을 치료하고 우주와 일체가 된다.

2) 베타엔돌핀 : 초고속 대량 기억장치와 초고속 자동연신장치를 가동하여 의식의 각성에 기여하는 호르몬이다. 인간두뇌개발에 필수적이다. 정보화시대 두뇌의 시대이다. 두뇌를 발전시켜 역량을 높여야한다.

3) 아세틸콜린 : 자율신경 조절호르몬으로 교감과 부교감 신경을 조절하는 작용을 한다. 우뇌의 아세틸콜린은 자연치유력을 높이는 작용을 한다. 암등 난치병환자들은 반드시 송과체 수련을 통해 자연치유력을 높여야하는 이유가 여기에 있다.

4) 멜라토닌 : 수면중추조절을 하는 호르몬이다. 잠을 못자는 현대인들은 멜라토닌분비가 되지 않기 때문이다. 송과체 수련하면 즉시해소 된다.

3. 성성숙 억제작용을 한다.

인간의 노화는 성적으로 쉽게 성숙이 되어 발생한다. 송과체에서 분비되는 호르몬은 성성숙을 억제하여 노화를 지연시키는 호르몬을 분비하는 것으로 알려져 있다. 수련자들이 일반인들에 비해 불로장생 호르몬이 분비되어 노화가 지연되고 장수할 수 있는 비결은 송과체기능과 관련이 있다고 보여진다.

이와 같이 중요한 송과체 개발은 수많은 수련인들에게 매우 중요한 관건이다. 하지만 송과체 개발은 근본원리와 개발비법을 터득하지 않고서는 불가능한 분야이다. 수많은 사람들이 송과체를 열어 도를 얻으려고 하고 있으나 도를 얻은 사람은 극히 소수에 불과하다. 인연과 연분이 있어야 가능하다. 초능기공협회에서는 천목개발 특수밀법을 전수한다. 천목을 개발하려면 몇가지 갖추어야 할 요건이 필요하다. 요건을 갖추지 않고 천목을 열어달라는 물없는 사막에서 물을 찾는것과 같다. 여러분들을 오하시스로 안내할 밀법을 전수한다.

천목 개통 수련법

1. 천주기공 개천목 익수공

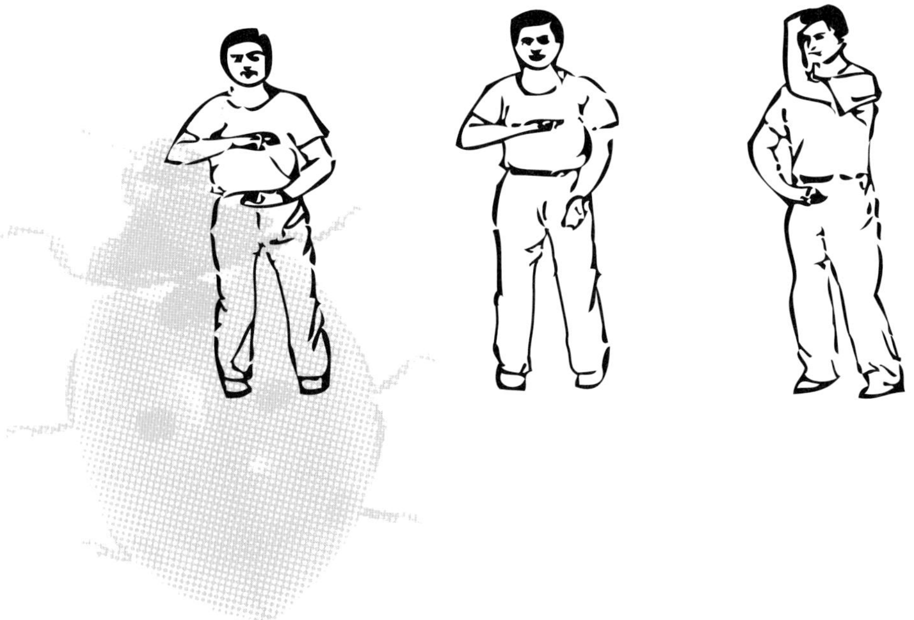

1) 오른손 위로 중단전으로 가고 왼손이 하단전에 있고 동시에 손을 돌려 두노궁이 상대로 상하의 볼을 앉는 장이다.
2) 왼손을 방송하고 밑으로 누르고, 장심이 앞으로, 위로, 기를 받드러 천목에 넣고 동시에 오른손이 임맥을 거쳐 밑으로 도기한다. 동시에 흡기 한다.
3) 왼손으로 천목에 기를 넣고 또 송과체을 걸쳐 밑으로 도기해서 중단전에 오고 오른손이 동시에 계속으로 밑으로 도기하여 하단전에 와서 동시에 손을 돌려 장심이 상대로 되고 호기한다.
4) 오른손이 자연적으로 방송하여 밑으로 늦추고 장심이 앞으로, 위로 기를 받드러 천목에 넣고 동시에 왼손이 임맥을 걸쳐 밑으로 도기하고 동시에 흡기한다.
5) 오른손으로 천목에 도기를 넣고 또 송과체을 걸쳐 밑으로 도기하여 중단전에 오고 왼손이 동시에 계속 밑으로 도기하여 하단전으로 오고 동시에 손을 돌려 두장심이 상대하고 동시에 호기한다. 좌우 손 각 3번 반복하고 양단식으로 회복한다. 송정호흡 3차한다.

2. 요점

1) 예비할 때 볼을 안은식이며 노궁의 기가 노궁의 기가 상접하고

기감이 있어야 한다.

2) 기를 받을 때 천지인 3제의 기를 받는다고 생각해야 한다. 능량이 거대하니 천목에 넣을 때 기가 들어가는 감각이 있어야 한다.

3) 두손의 동작이 협조해야 한다.

3. 공리

이공은 천주공중 천목을 열고 투시공능과 요감공능을 얻는 방법이다. 천목혈은 강신건체하고 익수연년하고 중지계혜하고 신통을 얻는 관규다. 이공은 천목을 열고 천목혈 잠재공능을 격발하는 것이 목적이다. 천목혈을 얻은후 영감을 증강하고 건노, 익지, 강신건체한다. 그러므로 익수한다. 본공법은 음양채기와 단기운행반동공의 기초위에서 수련하면 내기가 충성하고 주천이 이미 통했으니 우주의 능량을 이용하여 천목을 열수 있다. 예비동작과 두손이 볼을 앉은 동작은 내기를 조통하여 손안에 넣는다. 한손으로 기를 받들어 우주의 영기를 들어 천목에 넣는다. 천지인의 3제의 기의 능량이 크며 영감이 강하다. 이때에 손중에 기감이 특별히 강하면 효과가 더 좋다.

한손으로 밑으로 눌리는 것은 탁기를 하도하여 밑으로 가게하여 위의 규혈이 청령해진다. 본공법 반복 3차한다. 만약에 더 많이 한번씩 연습하면 천목혈이 붓는 느낌과 또 아프다. 이때 응당이 반관내조해야 하고 너무나 조급해 하면 안된다. 이공법은 매번 수련할 때 꼭 음양채기 연단술과 단기 운행 반동공을 수련한 후 해야 한다. 매기인의 숙질과 내기 강약이 같지 않으니 천목 열리는 것이 빠른 사람 있고 늦은 사람이 있으니 공이 도달하면 자연적으로 성공하니 자연적으로 수련하고 조급히 생각하지 말아야 한다. 왜냐하면 조급히 천목열기를 요구하면 송정자연의 원칙과 위반된다.

4. 혜령공 개천공

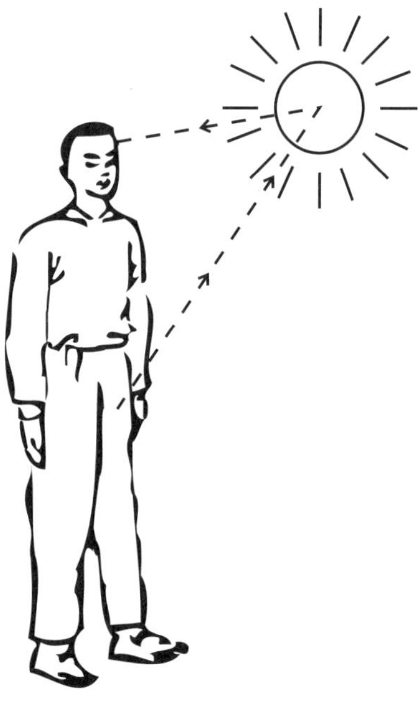

1) 앞면을 태양을 향해 두발이 어깨넓이와 같이서서 전신을 방송하고 눈을 감는다. 태양이 천목에서 들어가 회음에서 나간다고 관상한다. 108차. 또 태양이 회음에서 들어가 천목에서 나간다고 관상한다(49차).
2) 태양이 천목에서 들어가 두 손 노궁으로 나간다고 관상 한다. 108차 또 태양이 천목에서 들어가 두발용천으로 나간다고 관상한다(49차).
3) 태양이 백회로 들어와서 천목에서 나간다고 108차 관상한다. 태양이 천목에서 들어가서 백회로 나간다고 관상 한다 108차한다. 그 후 태양이 백회에서 들어가 회음에서 나온다고 49회 관상 한다.

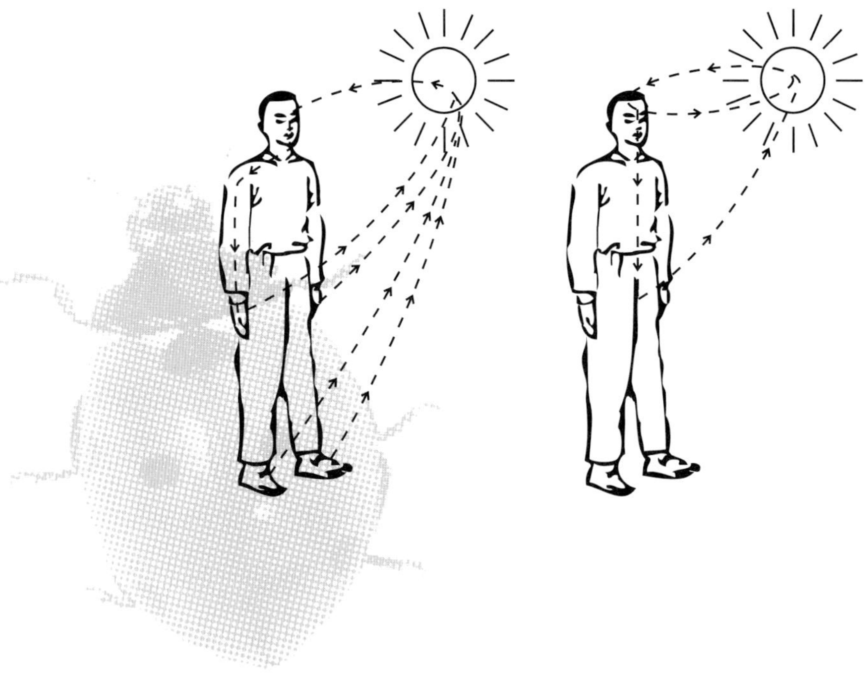

4) 태양이 머리위에서 천천히 들어와 점차로 대뇌, 두눈, 입, 몸, 흉부, 내장기관, 허리, 두다리, 두발을 점차로 지나서 지근으로 배출한다고 관상한다(108차). 매번 진출할 때 꼭 내시한다. 전진의 골격과 모세공까지 명백하게 봐야한다. 관상할 때 꼭 입정해야하고 눈을 감아야 한다.
5) 달과 태양이 동시에 두손으로 들어가 천목으로 나간다고 관상한다. 그후에 백회로 들어와 두발과 두손으로 나간다고 관상한다 각 108차한다.

이상의 내용은 일반으로 속효 간단히 개천목하는 보조공법이며 진단을 위해 준비하는 것이다. 그러나 진정한 공부는 정중생혜와 대승공법의 매일보의 방법으로 수련해야한다. 평상인이 말하는 천목열린 것은 투시 혹은 환영을 보는 것을 말한다. 우리의 조선이 오안육통에 대해 상세한 기제가 있어서 상세한 것은 법계공법에서 보라.

5. 송과체 의수법

전신을 이완하고 눈을 감은 후 우주의 능량과 빛, 소리, 에너지를 모두 송과체에 모이도록하며 의념으로 송과체를 바라보거나 느끼면된다. 이때 과도하게 의수하면 부작용이 발생하므로 의수의 관건은 지킬 듯 말 듯 하는 것이 핵심이다. 일정한 기간동안 의수하면 귤빛 색상이 나며 이어서 백색띠가 출현한다. 이때 다른 사람들의 에너지 장을 볼수가 있으며 이어서 투시 및 요시기능이 출현하게 된다. 상단전 오래 의수하며 물질과 나를 다 잊어버리고 의념이 없는데 도달하고 만상이 밝아지고 공중에 오성이 생기어 각종 신통을 볼수 있다. 이렇게 장기적으로 수련하라.

2. 입정(入定)수련법

1. 입정수련

1) 입정수련 개요

무엇 때문에 입정훈련을 하는가 그것은 어느 층차에 속하는가에 있다. 수련이 처음단계는 入靜이고 입정에는 느슨히 하는 것이 관건이다. 즉 느슨한 상태에서만이 입정이 될 수 있기 때문이다. 느슨히 하는 도경은 많은데 수식법, 관상법, 양성의념 등 10종 방법으로 입정을 돕게 되는데 일정한 정도에 이르면 동극생정으로 된다. 관건은 느슨한 상태에서 入靜이 뒤에 入定이 되면서 초고급 공능이 나올 수 있다. 입정은 표층의식을 누르고 심층의식을 개발해 나오는 것을 특이공능이라 한다.

입정상태는 일종의 트랜스상태로(Trance-비몽사몽상태)로 의식이 차단되고 무의식-잠재의식에 집중된 상태로 몰입, 몰아, 몰두, 무아지경, 무념무상, 동조, 채널링, 몽롱, 초능력발현 준비 상태등으로 표현되기도 한다. 이때 쾌감호르몬이 분비되며 우주와 파동이 일치된 상태로 자연치유력이 극대화된다.

정력훈련은 의념훈련과 다르다. 염력훈련은 꼭 入靜되어야 하는 것은 아니지만 入定훈련은 꼭 入靜상태에서 진행되어야

한다. 입정훈련 방법에는 입세훈련과 출세 훈련방법으로 출세 훈련은 세계와 동떨어져야하며 전문 매일을 방자훈련으로 점차적으로 세상일을 모두 잊어 버려야 하며 연공시에는 자기마저 존재하지 않는 감이 나야한다. 입세훈련은 복잡한 사회환경 속에서 연마하는데 일반적으로 자시인 23-1시 사이가 가장 좋다. 그러나 우리는 극히 이시간을 강조하지 않는다. 때문에 시간의 제한을 받지 말며 활자시에 서거나 눕거나 다 연마할 수 있으며 저녁에 앉아서 연마하는 것이 좋으며 연공시에는 가슴을 좀 편하게한 후 내밀고 가슴에 기가 모이지 않게 하며 머리는 똑바로 하며 턱은 약간 당기고 눈은 느슨히 내리고 얼굴에는 미소를 머금어야한다.

입정의 전제는 입정이다. 그 관건은 조심과 마음을 걷어 들이기만하면 일정한 시간이 지나면 자연히 입정된다. 입정의 표준은 일체 자아 감각이 소실되고 외계의 그 어떤 저해를 받지 않으며 주위에 아무것도 없듯이 심지어 자기마저 존재하지 않는 감이 나야하며 또 자기 팔과 다리도 어디에 놓은 것도 모른다. 연공에서 입정이 된 후에는 마음을 걷어 들이기를 마치 온정 된 물은 하나의 거울과도 같은 감이 나온다. 예를 들면 물은 평온하지 않으면 영상을 잘 비추지 못하지만 평온한 물은 영상을 잘 비춘다. 입정이 이러하다. 입정훈련은 방법과 그 표준의 환절에는 입정이다. 입정의 결과는 곳 입정이다. 입정훈련에는 광을 들여온 다음 조심으로 입정상태가 되어야 연후에 입정된다. 우리는 매일저녁 가부좌공을 수련하는 것 외에도 그 어느 때나 연마할 수 잇는데 멍 해 있는 그 순간에 입정이 되며 그 순간의 표준이 된다.

우리는 멍해있는 그 순간 입정으로 많은 일들을 한다. 예를 들면 예측이나 투시 요시 모두 멍해 있는 그 순간에 진행된다. 이렇게 멍해 있는 그 순간으로 심층의식만 남아서 공작하게 되며 또 영상이 나오게 된다. 때문에 어떤 사람들은 공을 연마하는 사람들을 보고 눈이 정상이 아니라고 한다. 그러나 이는 실제상 공법계에서는 이런 사람들은 특수공능이 유발 되려는 증세다. 또 그런 사람은 그때에는 공백상태가 나타나는데 이는 입정이 제일 좋은 도경이다. 입정훈련에는 또 자연풍경을 보거나 수식법을 하거나 일체는 순기자연이 되며 관사묵상 하여도 된다.

순기자연 연마는 복잡하거나 잡생각이 들 때 먼저 의념을 짜넣어 그 어떤 정황과 일에 봉착하여도 나는 놀라거나 움직이지 않는다고 생각한다. 이렇게 일정한 단계에 이르면 자연히 입정된다. 입정훈련은 자기로 택하되 허리는 펴야한다. 결가부좌

훈련방법은 일반적으로 성인은 반년정도 꾸준히 수련해야 가능하다. 초능공법은 먼저 공을 개발해내고 후에 자세를 훈련하는 역격식 교학방법을 쓴다. 입정훈련은 먼저 연마전에 의념으로 순서를 짜는데 의념은 외계의 그 어떤 소란과 그 어떤 큰 소리에도 놀라지 않으며 또 연공시에 그 누가와서 다치거나 부딪쳐도 관계치 않으며 놀라지 않는다고 순서를 짠다. 이순서는 당신에게 소리 없는 령으로 된다.

만약 이런 순서가 없이 연공시 큰 소리나 장애를 받아 당신은 자극을 받으며 기가 머리로 오르거나 기가 흩어지며 불정상적인 결과를 초래한다. 그리고 입정훈련시에 시간이 흐름에 따라 당신의 몸은 아래로 처지는데 제대에 조절하여야한다. 입정이 제일 좋은 상태는 뇌속에 공백이 되어야한다. 이 공백에서의 공은 텅 비었다는 것이고 속에는 아무것도 없으며 또 잠시적으로 백은 연공시에 볼 수 있는 것과 마찬가지로 눈앞에는 백색이 나오며 대뇌에는 아무것도 없으며 눈앞에는 백설같이 흰 것 뿐이다. 공백은 입정이 되었음을 말한다.

2) 입정의 표준

(1) 자아 감각이 없어야한다.

(2) 나를 잃어야 잡생각이 없어진다.

(3) 영상은 빛이 있어야한다.

3) 입정수련시 프로그램

(1) 어떤 일이 있더라도 놀라지 않는다라고 의념으로 프로그램을 짠다.

(2) 신이 흩어지면 잘못되기 때문에 그렇다. 잘못되면 정신병원에 간다.

(3) 영상이 나올 때 : 너무 좋은 영상일 때 너무 좋아하지 말고, 너무 나쁜 것이 나오더라도 놀라지도 말고 두려워하지도 않는다.

* 심장병과 고혈압은 양신법을 하지 못한다. 명공(움직이는 공) 위주로하면 몸이 좋아진 다음에 성공을 한다. 용천을 생각하는 기공을 많이 한다.

4) 입정진입 10법

입정은 고도의 이완과 집중을 통해 잠재의식과 동조된 상태다. 부처는 깨달음의 요소를 육근인 "안, 이, 비, 설, 신, 의" 에 있다고 했다. 이와 같은 의미는 수련시 인간의 오감을 이용하라는 의미이다. 인간의 오감은 보는 것, 듣는 것, 만지는 것, 느끼는 것, 냄새 맛는 것 등이 있다. 예들을어 파도소리에 집중을 한다든지 목탁소리, 음악소리에 집중하는 것이다. 또한 아로마나 향초등 후각적인 것에 집중할 때도 입정이 잘된다. 마음챙김수련법에서는 건포도를 이용하여 후각적으로 집중시켜 입정을 시키는수련법이 있다. 또한 우리가 마사지를 받을 때 편안해지고 입정이 잘된다. 입정수련시 아무것도 생각하지 않는 무상무념은 입정진입에 도움이되지 않는다. 오감을 이용하면 즉시 입정이 가능하다. 다음 입정진입 10법은 오감을 이용한 구체적인 입정진입방법이다.

(1) 의수법 : 연공자들은 대다수 하단전과 용천혈을 의수한다. 즉 공을 연마할 때 의념을 단전과 용천에 집중하여 입정을 돕는 방법이다.

(2) 수식법 : 수련할 때 묵념으로 자기호흡 치수를 헤아리는 방법이다. 즉 일흡일호를 한번으로 100, 1000번을 세다보면 입정된다.

(3) 청식법 : 수식법을 연마하는 기초상에서 자기 호흡소리 듣는 방법으로 입정을 돕는다.

(4) 수식법 : 수식법은 청식법 기초상에서 의념은 일호일흡에 따라 자연적으로 출입하여 입정을 돕는다.

(5) 환시법 : 연공중 환상적으로 하나의 경물이 자기얼굴앞에 있다고 가설한다. 예들들면 광활한 해양, 한떨기 아름다운 꽃, 푸른산, 내천, 름름한 소나무 등등을 그려보며 관상하여 입정을 돕는다.

(6) 환청법 : 연공할 때 환청방법으로 자기가 즐겨듣는 노래 가요 음악 미묘한 종소리 음율로 입정을 돕는다.

(7) 묵념법 : 연공과정중 아주 양호한 함의가 있는 어꾸 혹은 본공법에 수요 되는 의수부위 등을 묵념한다. 예들 들면 송정 유쾌 건강 단전 용천등 의수부위를 지키면서 입정을 돕는다.

(8) 송정법 : 송정방법을 통해 입정에 진입한다. 입정훈련 과정중 자기신체 각 부위를 점차적으로 이완시킨다. 예들 들면 3선 방송법 혹은 흡기할 때 입정을 생각하고 날숨에는 느슨히 하는 것을 생각한다. 이렇게 일송일정하면서 점차 입정에 진입한다.

(9) 지관법 : 연공할 때 의념으로 관상법을 한다. 즉 눈으로 코를 본다 생각하며 코에서 배꼽을 본다 생각하거나 혹은 두눈이 내시로 배꼽을 관상하거나 눈, 코, 배꼽 3개 한선으로 되게 관상한다.

(10) 유도법 : 연공할 때 자아 혹은 타인이 유도방법으로 입정을 돕는다. 예들 들면 두손을 작은 배에 놓고 경하게 안마하거나 혹은 언어암시유도 입정을 돕는다.

2. 입정(入定) 방송공(放送功)

기공을 수련하는데 하나의중요한 문제는 입정과 방송이다. 고전 밀종공법이 입정과 방송을 '경계에 진입' 한다고 말한다. 연공과 정중에 경계에 진입하는데 불리한 인소는 경계진입(境界進入)을 저지하는 반항의념(反抗意念)이다. 이 반항의념을 소제(消除)하고 또 의념이 일반 경계(현제의식)로부터 비교적 고심한 경계(무의식)로 진입하게 하는 것은 본공법의 목적이다. 본공법은 초학자에게 경계로 진입하는 유효한 방법을 제공하려 한다. 본공법은 고전 밀종 공법이론을 근거하여 개편하였다. 모두 네부분이다.

1) 입정인도(入靜引渡)

만약에 너가 입정하기를 희망한다면 내와 같이 공명을 산생해야 된다. 나의 적정(寂靜)이 너에게 영향을 주어서 너로 하여금 점차로 입정하게 한다.

우리가 평정한 해면(平靜的 海面)을 상상하고 한위의 기공사부가 해변의 암석위에서 바다를 응시하면서 결가부좌를 하고 앉아있다고 상상한다. 그의 표정이 엄숙하고 경건하고 주위의 일체가 모두 그에게 영향을 안주는 것 같이 그의 신체가 밖으로 투명한 광을 발사한다. 우리가 기공사의 장엄숙목(莊嚴肅

穆)한 표정을 상상하면 우리는 점점 입정할 것이다. 우리가 그의 몸에서 발사하는 투명한 광을 상상하면 우리는 신속히 입정, 입정, 입정, 입정한다.

2) 신체방송

너의 보정(寶頂)위에 한편의 투명하고 아주 유연한 광이 있다고 상상하며 이광이 천천히 너의 보정에 내려와서 너의 보정이 참으로 유연하고 너의 전신모공이 열린다고 상상한다. 너의 보정이 방송한다고 상상한다. 너의 두 개 태양혈과 관자놀이의 근육이 방송한다고 생각한다. 너의 두귀의 신경이 방송한다고 상상한다. 너의 두 귀근의 근육이 방송한다고 상상한다. 너의 두귀의 하방의 신경이 방송한다고 상상한다. 너의 경부의 양측의 건육이 방송한다고 상상한다.

한손으로 가볍게 너의 왼쪽 어께를 두드린다고 상상하고 가볍게 너의 오른 어깨를 두드려 너의 오른 어깨의 근육이 방송한다고 상상하고 너의 어깨부터 팔꿉의 근육이 방송한다고 상상하고 너의 팔꿉으로부터 손목지간의 건육이 방송한다고 상상한다.

너의 두손의 매일개지점이 방송한다고 상상하고 이때 너의 수심내에 마, 장, 랭, 열의 감각이 난다. 너의 손가락 끝도 마,

장, 랭, 열(痲張冷熱)의 감각이 난다. 너의 늑부의 근육이 방송한다고 상상하고 너의 엉덩이 부의 건육이 방송한다고 상상하고 너의 무릎 양측의 건육이 방송한다고 상상하고 너의 작은다리 양측의 건육이 방송한다고 상상한다.

너의 두 눈썹이 펴지고 입이 미소를 보지한다고 상상하고 너의 겨드랑이가 방송한다고 상상하고 눈알안의 근육이 방송한다고 상상하고 너의 눈밑의 신경이 방송한다고 상상하고 너의 코 양측의 근육이 방송한다고 상상하고 너의 입양변의 근육이 방송한다고 상상하고 너의 턱의 근육이 방송한다고 상상하고 너의 경부건육이 방송한다고 상상한다.

너의 흉부의 건육이 너의 호흡의 일기일복(一起一伏)을 따라 방송한다고 상상하고 너의 복부의 근육이 너의 호흡의 일기일복에 따라 방송한다고 상상하고 너의 큰다리 전측의 근육이 방송한다고 상상하고 너의 무릎의 근육이 방송한다고 상상하고 너의 작은 다리 앞측의 근육이 방송한다고 상상하고 너의 발목의 근육이 방송한다고 상상하고 너의 발등면의 근육이 방송한다고 상상한다.

너의 경부 후측의 근육이 방송한다고 상상하고 너의 뇌후에 강간혈과 주위의 근육이 방송한다고 상상하고 너의 경부 후측의 근육이 방송한다고 상상하고 너의 등배의 근육이 너의 호흡의 일기일복에 따라 방송한다고 상상하고 너의 팔의 근육이 방송한다고 상상하고 너의 큰다리 후측의 근육이 방송한다고 상상하고 너의 발목후측의 근육이 방송한다고 상상하고 너의 발바닥의 근육이 방송한다고 상상한다.

너의 전신각 부분의 근육과 신경이 방송하고 매일개의 모공이 모두 방송하고 아주 방송한다고 상상한다.

3) 심리방송

청량(淸凉)한 하늘에 한조각의 담담한 구름이 있고 또 구름이 천천이 흩어졌다고 상상한다. 평정(平靜)한 해변에 천수상련처(天水相連處-수평선이 끝나는지점)에 한편의 배가 있고 배가 점점 멀리가서 점차로 소실하고 해변위에 더욱더 평정하다 상상한다.

아름다운 평원에 한필의 백색의 작은말이 풀을 먹고 있는 말무리를 떠나 뛰어다니다가 지금은 뛰지 않고 서서 서쪽을 바라보고 있다고 상상한다. 한필의 코끼리가 풀밭에서 천천히 가고 그가 작은 하변에 와서 큰 코로 물을 들어 만신다고 상상한다.

고로(古老)한 옛 촌장의 마당의 연못에 몇 마리 큰 백색 거위가 해엄을 친다고 상상한다. 안계가 가득한 산봉오리에 녹색의

식물이 보일 듯 말듯하다고 생각한다. 비온후의 청명한 날이 일절이 모두 청세한 것 같이 공기가 참으로 신선하다고 상상한다. 한 백발의 승인이 손으로 비자루를 들고 천천히 마당을 청소한다고 상상한다.

4) 심리 초탈

지금우리가 계속 해변 암석 위에서 수련하는 기공사부를 상상하자. 그의 신체내에서부터 밖으로 발사하는 광(光)이 더 투명한 것 같다. 그의 머리위에 하나의 투명한 광권이 있고 한속의 광이 그의 광권위에 비추어 분해하여 적, 등, 황, 녹, 청, 람, 자 7색의 안계가 되어 안계가 점점 그의 머리위 광권과 멀리 떠나고 그 후에 천천히 소실하였다.

공기중에 문지가 그의 머리에 떨어질 때 광권 부근에 한종의 무형한 힘의 작용을 받는 것처럼 문지가 광권과 멀리 떨어지게 갔다.

지금 우리의 의념을 기공사부의 의념으로 변하게 하고 우리의 신체를 기공사부의 신체로 변하고 우리의 입으로 발출하는 지령을 기공사부의 지령으로 변하게 한다. 점점 우리의 머리위에도 투명한 광권이 있고 지금 우리의 의념을 투명한 광권위에 둔다. 그러면 이런 감각이 있을 것이다. 너가 눈으로 바다를 볼 때 심중에 벌서 바닷물이 없을 것이다. 이런 경계를 고전 밀종 기공에서 선이라 한다.

지금 우리가 눈으로 바다를 보고 마음속에 바닷물이 없는 것을 상상한다. 이른 장태 점차로 우리로 하여금 머리위에 광권이 더 투명하고 머리위의 광권이 더 커진다고 상상한다. 본공법 여기에서 결속한다. 다음에 눈을 뜨고 신체를 방송하고 나의 구령에 따라 호흡하고 련공을 정지한다.

3. 천리안 공능

천리안은 천안공 층차에 속한다. 인간의 눈으로 볼수 없는 것을 보는 능력이다. 천안통은 물질세계를 어떤 것이 든 볼수 있다. 천안공은 제 3부분으로 나눠는데 1부분은 내시, 2부분은 투시, 제 3부분은 요시이다. 내시는 자신의 오장육부와 골격 상태 등을 입정 상태에서 볼수 있다. 투시는 인체투시와 지하매장물 투시, 격장투시가 있다. 최근 모 수련단체에서 투시공능을 개발하여 질병을 진단한다고 수련생을 모아 교육시키는 곳이 있다고 하는데 필자의 생각으로는 무리라고 생각된다. 옛날 조조의 뇌암을 투시로 알아 맞히었던 전설적인 명의인 화타가 존재하였다고 하였으나 현재에는 이렇게 공능이 높은 명의는 존재하지 않기 때문이다. 대부분 인체투시를 한다고 하는 사람들은 체감공능을 활용하는 경우가 대부분이다. 체감공능이란 환자가 아프면 자신도 해당 장기에 아픈 느낌이 오므로 무슨 장기가 아프다고 애기할 수가 있는 것이다. 이런 공능은 아주 낮은 공능으로 대부분 민감한 사람은 느낌으로 알 수 있는 것들로 크게 추구할 바는 못된다.

지하 매장물 투시는 온천이나 금광등을 찾을 때 활용되는 투시법이다. 몇 년전에 육관도사라는 분이 땅속이나 묘지 속을 직접 본다고 하여 유명인사가 되었는데 지하 매장물 투시능력이 개발된 결과라고 볼수가 있다. 지하 매장물을 눈으로 직접 볼 수는 없다고 하더라도 수맥추등을 이용해 땅속의 상태를 어느 정도는 예측할 수 있다. 수맥추를 이용해 임응순 신부는 많은 수맥을 찾아 물의 문제를 해결해 준 사례가 있다. 최근에는 추를 활용해 미래를 예측하고 진단하는데 활용하고 있다고 하는데 아직까지 경지에 도달한 사람들은 없는 것 같다. 왜냐하면 정확도가 높다면 추를 이용한 운명철학관이 탄생해서 성황 할 것이기 때문이다. 격장투시는 장애물이 있어도 원거리를 볼수 있는 능력이다. 이와같은 투시능력은 입정시에 누구나 수련을 하면 터득할 수 있는 분야이다. 또한 최면시에도 원거리투시등을 할 수가 있는데 관건은 입정이라고 볼수가 있다. 사람이 입정이되거나 트랜스 상태가 되면 무의식이 출현하며 무의식속의 진아가 대상의 신호를 접수분석처리하여 영상이나 느낌을 통해 물체를 식별하수가 있는 것이다.

천안공의 원리에 의해 먼곳의 소리를 들을 수가 있고 먼곳의 향기를 맡을수가있다. 시간과 장소에 관계가 없다. 우주는 초양자장에 의해 매트릭스로 연결되어 있으므로 입정시에는 가능한 것이다.

4. 혜력개발수련법

천목이 개통되었다고 하다더라도 차원이 다르다. 천안층차와 혜안층차이다. 천안층차는 물질세계를 볼 수 있으나 혜안층차는 물질세계 뿐만 아니라 다른 공간 세계를 볼수 있는 능력이 있다. 천목의 층차는 정화지기과 수련 정도에 따라 다르다. 혜안공능의 능력은 과거, 현재, 미래를 알수가 있으며 음성세계를 볼수 있는 능력이 있다. 우리는 살아가다가 특별한 문제가 발생했을 경우 답을 알기위해 무당을 찾거나 철학관을 찾게된다. 무당은 자신이 모시고 있는 신에게 부탁하여 답을 구한다. 철학관에서는 음양오행설에 입각하여 과거, 현재, 미래를 예측한다. 이러한 예측능력을 확률이 매우 높아 수천년 동안 민간계통으로 꾸준히 전해져 내려오고 있으며 누구나 한번쯤 도움을 받았을 것으로 생각된다. 과거뿐만 아니라 다가올 미래는 매우 불확실하다. 불학실성을 해소하기 위해 많은 예언가들이 출현하여 우리는 의지하면서 살아가고 있는 경우가 많다. 그러나 잘못된 예언은 우리삶을 파괴하는 독버섯이 되기도 한다. 예들 들어 몇월몇일 인류가 멸망한다든가 어느 특정한 종교를 믿지 않으면 하늘로 휴거가 안된다든지 천국이나 극락에 갈수 없다든지 하는 종교적인 신념등 우리주변에는 많은 미래 예측이 존재하고 있다.

이러한 예측은 인간은 누구나 가지고 있는 공능이다. 대부분의 동물들은 단기간의 미래를 예측하여 사전에 대비하는 것으로 알려져 있다. 비가 오려고 하면 개미는 미리 대피를 하게 된다. 지진이 발생하려고하면 쥐들은 미리 도망을 가게 된다. 파산할 배에 있는 쥐는 사전에 파산을 예고하고 배에서 도망친다고 한다. 또한 쓰나미든 해일을 예고하고 동물들은 미리 피해 산의 높은 곳으로 피해 사고가 없었으나 인간들만이 피해를 입고 죽었다고 하는 보도가 최근에도 발생된바 있다.

또한 일정한 혜안능력이 있는 사람들은 사고날 비행기나 열차를 타지않게 되어 운좋게 살아난 경우도 많이 있다. 또한 꿈속에서의 일이 현실로 드러나는 경우가 있다. 인간은 누구나 이러한 능력을 가지고 있으나 송과체의 퇴화와 함께 사라지게 되었다. 그러나 기공수련으로 송과체를 격발하고 입정수련을 강화하면 누구나 혜력능력을 복원시킬수가 있다.

1) 혜안공능원리

가. 인체 초레이다설

생물의 기속에는 접수, 발사, 자동조절, 계산기등 각종 장치가 있어 가장 정밀한 초레이다와 비슷하다. 세상의 모든 과학발명과 발견은 모두 인체의 공능을 외계화 한 것이다. 인체의 기가 일하는 것은 초광속이다. 즉 신호를 붙잡아 처리를 거쳐 답안을 얻는 과정은 초광속인 것이다. 그 답안은 감각 혹은 영상으로 나타난다.

나. 신호의 대표설

그 어떤 신호에 존재하는 것은 그 신호의 전부이다. 즉 스승의 신호는 스승님의 공능공력의 전부이다.

다. 신호의 성질성

우주의 만사만물은 잠재성, 저축성, 투과성, 전류성, 방향이 없고 시간성도 없다. 과거, 현재, 미래를 포함한다.

라. 우주자공 조리설

우주의 만사 만물은 운행과정에 자기로서 자기를 통제하고 평형을 유지하는 공능을 갖고 있다. 우주의 만물의 발전 규율은 라선형 용동식으로 평행에 도달한다. 사물의 발전은 일정한 규율이 있다. 현대에 연구한 생물장 현상, 곧 생물은 모두 자기의 일정한 규율받아 발전한다. 예측의 주요 근거이다.

마. 인과설

원인이 있으면 꼭 결과가 있다. 과전에 꼭 인이 있다. 한 개 사건이 발생하기전에 이사건의 인소가 태어나고 있다. 이런 인소는 신식이다. 공부가 깊은 사람은 감지한다.

바. 부분이 전체를 대표하는 소립자 지능설

상사의 법칙과 동일하다. 작은 것은 큰 것을 대표한다. 사람도 소우주로 우주를 알려거든 사람들 보면 알수가 있다. 또한 그 사람을 알려면 그사람의 DNA만 보면 알 수가 있다. 또한 더 작은 파동이나 에너지장을 보고도 그사람 전부를 대표하므로 정보를 분석하면 그 사람을 알 수가 있다. 기는 빛, 소리, 파장 형태로 존재하므로 우리는 초광속, 전투성의 기의 특성을 활용하여 빛, 소리, 파장을 접수함으로써 과거나 미래를 예측할 수가 있는 것이다.

2) 예측자의 구비조건

(1) 내단이 이미 형성했고 대소주천이 이미 통하고 신심이 극히 허령해야 한다.

(2) 풍부한 월력과 지식은 조건이다. 어떤 방면에 능력 있는 사람은 이방면의 문제를 어떤 때 얻는 결과는 특별히 빠르다. 어떤 때는 사고하는것이 필요 없고 단지 감각으로 결론을 얻는다. 이것은 그가 이방면을 정심으로 연구하고 대량의 자료를 장악하여 산생한 한 개의 영감이다. 이런 영감은 기공의 영감과 같지 않다. 그러나 고심 지식수평부에서 산생한 초상공능이라고 볼 수 있다. 전심전의로 한 개 사물을 연

구하고 일절을 잊어버리고 자기를 잊어버리는 것은 어떤 의미에서 보면 기공수련의 특점이 있다. 역사상 주명한 과학가들이 모두 이런 초상공능이 있다. 기공사가 매개문제를 모두다 심각히 인식할 수 없지만 풍부한 월력과 지식수평은 예측의 정확성을 보증하는 중요조건이다.

(3) 비교적 강한 의념력이 있어야 탐측할 신식을 발출하여 예측할 사람의 체내에 밀마 계통에 타입하여 발전의 전과정을 통찰한다.

(4) 일정한 오성이 있어야 한다.

3) 혜력훈련 방법

(1) 느슨히 한 다음 入靜하면서 알고 싶은 것에 대해 질문을 한다. 예들들어 내일 날씨를 예측하려면 "내일은 비가 올것인가?, 구름이 있는가?등 구체적으로 질문을 던져야한다.

(2) 入定상태에서 답안을 구한다. 방송입정하여 응신조식하며 의수천목혈하에 공능을 격발한다. 입정이 되면 공백이 출현하면서 혜력이 출현된다. 순간적으로 멍해지면서 심층의식이 작용하게 된다.

(3) 답안을 얻는다(혜). 답은 영상이나 느낌으로 출현한다.

(4) 수공한다. 병기를 배출하는 방법으로 병인의 신식을 배출

한다. 예측의 정확도와 기리는 요감과 투시가 비슷하다. 다른 점은 예측은 오성이 깊어야 한다. 과거와 현재를 근거하여 미래를 예측한다. 응신조식하여 입정한 상태에서 강렬한 의념으로 예측할 사람의 과거, 현제의 신식 도상이 한번 연상하듯이, 한 장의 사물의 개두, 발전, 결속의 전과정을 본 것처럼 출현한다. 예측은 환경조건과 기공사 정신과 정서등 각 방면의 영향을 받는다. 100% 정확할수는 없다. 공부가 점차로 깊어지려면 기공수련이 고심경계로 들어가는 것이 필요하다.

5. 법력개발수련법

법력 차원은 물질과 시공의 위치를 바꾸는 능력이다. 물을 술로 변하게하고 도수를 약하게 한다든지 물질분자나 유전자를 바꾼다든지 하는 모든 현상을 말한다. 법력차원도 소차원으로부터 고급차원까지 많이 있다. 법력차원문제도 입정차원에서 가능하다. 법력이 개발되면 우리는 뜻대로 삶을 살수가 있게 된다. 돈이 없으면 돈과 파동을 맞추면 돈이 들어오게 되고 건강이나 명예도 역시 마찬가지이다. 법력은 진정한 대자유를 누리는 경지다. 누구에게 구속되지 않고 많은 대중을 교화 및 감화시킬 수 있는 영향력이 있게 된다.

시중에 많은 책들이 생각의 중요성을 강조하고 긍정적인 생각을 하라는 문구는 있으나 생각의 힘을 기르는 방법에 대해서는 특별한 방법을 제시하지 못한다. 세상의 모든 사람들이 건강하고 잘 살기를 진정으로 원하고 많은 기도를 하지만 그들의 운명은 쉽게 바뀌지 않는 것은 기도와 간절한 소원만이 소원이 성취가 되지 않는다는 것을 의미한다.

진정으로 자신의 꿈을 이루고 진정한 행복과 평화를 얻으려면 유일한길은 자신의 에너지를 증진시키고 공력을 높이는 길이 가장지름길이라는 것을 선인들은 교훈으로 알려 주고 있다.

대법력을 구사한 사례는 역사적으로 부처나 예수를 대표적으로 들 수가 있겠다. 부처는 법력을 통해 많은 사람들의 생명을 구했으며 예수 또한 홍해의 물길을 가르는 등 대법력을 구사하였다. 의념력을 이용하여 질병을 치료하는 것도 법력차원의 공력에 속한다.